应用心电图定位
室性心律失常的起源与消融

THE ORIGINS OF Ventricular Arrhythmias

Using the ECG as a Key Tool for Localization

原 著 Frank M. Bogun, MD
Professor of Internal Medicine
Section of Cardiac Electrophysiology
Division of Cardiovascular Medicine
University of Michigan
Ann Arbor, Michigan

主 译 凌天佑 吴立群

北京大学医学出版社

YINGYONG XINDIANTU DINGWEI SHIXING XINLÜSHICHANG DE QIYUAN YU XIAORONG
图书在版编目（CIP）数据

应用心电图定位室性心律失常的起源与消融 /（美）弗兰克 · 伯根（Frank M. Bogun）原著；凌天佑，吴立群主译 . —北京：北京大学医学出版社，2021.5

书名原文：The Origins of Ventricular Arrhythmias Using the ECG as a Key Tool for Localization

ISBN 978-7-5659-2400-2

Ⅰ. ①应… Ⅱ. ①弗… ②凌… ③吴… Ⅲ. ①心电图－应用－心律失常－导管消融术 Ⅳ. ① R541.705

中国版本图书馆 CIP 数据核字（2021）第 075234 号

北京市版权局著作权合同登记号：图字：01-2020-3550

应用心电图定位室性心律失常的起源与消融

主　　译：凌天佑　吴立群
出版发行：北京大学医学出版社
地　　址：（100191）北京市海淀区学院路 38 号　北京大学医学部院内
电　　话：发行部 010-82802230；图书邮购 010-82802495
网　　址：http://www.pumpress.com.cn
E-mail：booksale@bjmu.edu.cn
印　　刷：北京金康利印刷有限公司
经　　销：新华书店
责任编辑：高　瑾　　**责任校对：**靳新强　　**责任印制：**李　啸
开　　本：889 mm×1194 mm　1/16　　**印张：**8　　**字数：**230 千字
版　　次：2021 年 5 月第 1 版　2021 年 5 月第 1 次印刷
书　　号：ISBN 978-7-5659-2400-2
定　　价：80.00 元

译者名单

主　译　凌天佑　吴立群

译　者（按姓氏拼音排序）

包阳扬　上海交通大学医学院附属瑞金医院
胡文瑛　上海中医药大学附属普陀医院
金　奇　上海交通大学医学院附属瑞金医院
林长坚　上海交通大学医学院附属瑞金医院
凌天佑　上海交通大学医学院附属瑞金医院
罗庆志　上海交通大学医学院附属瑞金医院
庞　暘　复旦大学附属中山医院
卫　越　上海交通大学医学院附属瑞金医院
吴立群　上海交通大学医学院附属瑞金医院
谢　运　上海交通大学医学院附属瑞金医院
严鹏勇　上海中医药大学附属普陀医院
张　凝　上海交通大学医学院附属瑞金医院

译者前言

确定室性心律失常的起源对于心脏电生理介入医生而言，非常重要，也是消融治疗的关键。心电图作为一种普及性很强的无创检查方法，是临床医生诊断疾病的重要武器，可以提供病灶定位的有效信息，包括帮助定位室性心律失常的起源。由著名电生理专家 Frank M. Bogun 主编的 *The Origins of Ventricular Arrhythmias: Using the ECG as a Key Tool for Lacalization* 一书，对于心脏电生理医生而言，是一本不可多得的参考书籍。它提供了一系列的精彩病例，每个病例都包括了临床病史、心电图、标测和消融的数据以及最新的文献资料，通过心电图与标测消融的结果相对应，为心电生理学者提供了很好的临床资源，有助于加深大家对于室性心律失常定位和消融的认识。

鉴于心电生理学及心电图学的专业性，我们在翻译及校对过程中力求保持最高的水准，但仍可能存留部分谬误之处，在此恳请读者发现后及时指正并予以谅解。

吴立群

2021 年 2 月

原著序

室性心律失常依旧是对临床电生理医生的挑战。然而，感谢 Frank Bogun 教授这位国际知名电生理专家的工作，现在《应用心电图定位室性心律失常的起源与消融》一书得以面世，这对每一个电生理的资源库都是非常有价值的补充。这本病例集主要关注于室性心律失常的心电图、定位和标测，这样的主题在之前的所有著作中都没有被全面阐述过。书中每个病例均包含了一段临床病史以及提出的问题，之后的回答中则包含了标测和消融的数据以及最新的文献资料。同时，标测图和心电图的质量都堪称上乘。

我相信，这本书对于电生理初学者将大有裨益。这些病例都是上好的临床学习资源，并可测试大家对于室性心律失常定位和消融的掌握程度。

感谢 Frank Bogun 教授将他对于室性心律失常标测和消融的专业知识无私地分享给我们。

Kenneth A. Ellenbogen，医学博士
心脏病学教授
弗吉尼亚联邦大学医学院
弗吉尼亚州，里士满

原著前言

本书中的病例来自近两年多在美国密西根大学接受室性心律失常消融的患者。处理这些病例的研究人员选择了患者最主要的心律失常，同时以一种未知心律失常的形式将 12 导联心电图和相关线索发送给其他同事。接收到的同事之后会提交给我一份包含有心律失常定位以及相关解释的回复。在每周末，我告知同事们实际的心律失常起源，以及如何去定位起源点的一些提示。这些病例证明，既往报道的一些定位标准有时并不能被简单应用，而且对于一些如肌壁间起源的病例，现在依然没有确定的标准。我们的团队成员都热衷于解出这些心电图谜题。我的希望是，这本书可以对更多其他电生理或是普通心脏科工作人员有所帮助，让他们认识到 12 导联心电图可以成为关键性的室性心律失常定位工具。

本书在目录及正文开头将病例以“未知”形式展现。对于想要有针对性学习某种特定心律失常病例，或是想要知道问题答案的读者，可翻阅至书后附录，其中标明了室性心动过速或室性早搏的起源。

缩略语表

AIV	前室间静脉	Anterior interventricular vein
AL	前外侧	Anterolateral
ARVC/D	致心律失常性右心室心肌病 / 发育不良	Arrhythmogenic right ventricular cardiomyopathy/dysplasia
BBRVT	束支折返性室速	Bundle branch reentry VT
CVS	冠状静脉系统	Coronary venous system
EAM	电解剖图	Electroanatomic map
GCV	心大静脉	Great cardiac vein
HPS	希-浦系统	His-Purkinje fiber system
IA	电轴向下	Inferior axis
ICD	埋藏式心脏复律除颤器	Implantable cardioverter-defibrillator
LAD	左前降支	Left anterior descending
LBBB	左束支传导阻滞	Left bundle branch block
LBBBIA	左束支传导阻滞电轴向下	Left bundle branch block inferior axis
LCC	左冠状窦	Left coronary cusp
LV	左心室 / 左心室的	Left ventricle/left ventricular
LVOT	左心室流出道	Left ventricular outflow tract
MVA	二尖瓣环	Mitral valve annulus
NYHA	纽约心脏协会	New York Heart Association
PA	肺动脉	Pulmonary artery
PAP	乳头肌	Papillary muscle
PM	后中的	Posteromedial
PV	交通支静脉	Perforator vein
PVC	室性期前收缩（室性早搏，室早）	Premature ventricular complex
RBBB	右束支传导阻滞	Right bundle branch block
RCC	右冠状窦	Right coronary cusp
RF	射频	Radiofrequency
RV	右心室 / 右心室的	Right ventricle/right ventricular
RVOT	右心室流出道	Right ventricular outflow tract
SA	电轴向上	Superior axis
SOO	起源点	Site of origin
TVA	三尖瓣环	Tricuspid valve annulus
VT	室性心动过速（室速）	Ventricular tachycardia

词汇解释

起搏标测： 从标测导管头部起搏，以复制目标室性心律失常（VT）的形态。对于折返性 VT，起搏标测提示出口位点，对于特发性室性心律失常或局灶性心律失常，起搏标测可以提示起源点。

目录

病例 1 …… 1
病例 2 …… 5
病例 3 …… 9
病例 4 …… 11
病例 5 …… 14
病例 6 …… 21
病例 7 …… 24
病例 8 …… 28
病例 9 …… 30
病例 10 …… 33
病例 11 …… 36
病例 12 …… 39
病例 13 …… 42
病例 14 …… 45
病例 15 …… 49
病例 16 …… 53
病例 17 …… 57
病例 18 …… 60
病例 19 …… 64
病例 20 …… 68
病例 21 …… 72
病例 22 …… 76
病例 23 …… 81
病例 24 …… 84
病例 25 …… 88
病例 26 …… 91
病例 27 …… 94
病例 28 …… 98
病例 29 …… 101
病例 30 …… 105
附录 …… 108

病例 1

临床病史

一名 47 岁男性因反复心悸入院，超声心动图发现左心室射血分数下降至 45%。他有频发室早病史，曾在动态心电图（Holter）检查中发现室早占总心搏数的 24%。心肌磁共振成像未发现延迟强化，负荷试验中也未发现缺血迹象。β 受体阻滞剂的应用不能缓解患者症状，因此他同意进行射频消融治疗。

问题

图 1.1 展示了该患者主导性室早的 12 导联心电图图形。该室早起源于哪里？

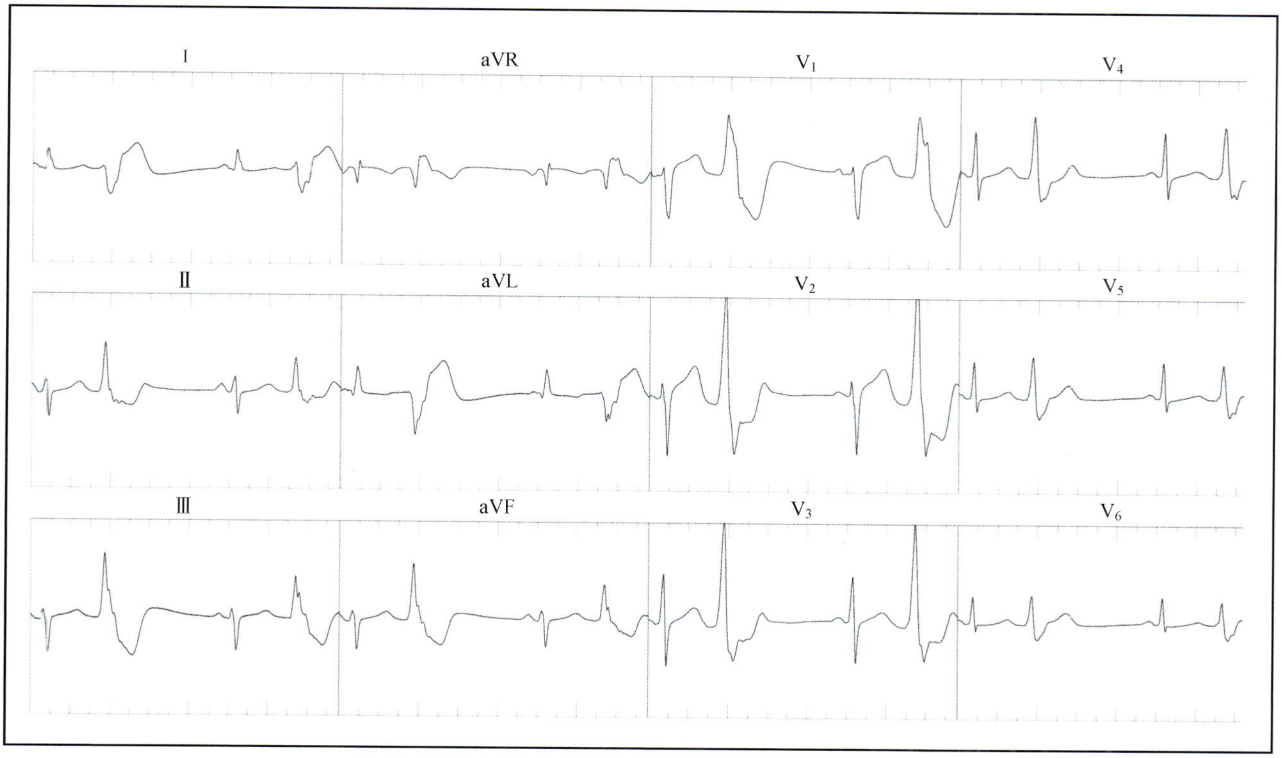

图 1.1 12 导联心电图示室早二联律，室早为右束支传导阻滞合并电轴向下图形

回答

该室早的来源为二尖瓣环偏外侧壁。这需要和来源于前外侧乳头肌的室早相鉴别。事实上，乳头肌上的起搏标测图形与二尖瓣环上起源点的起搏标测图形十分相似。该室早胸前导联 R/S 的转换发生在 V_6 导联。通常乳头肌来源的室性心律失常转换会早一些，发生于 V_4，或有时在 V_3 导联，但 V_5 或 V_6 导联才发生转换的情况也是存在的[1]。Tada 等[2]描述了二尖瓣环侧壁来源室早 V_6 导联的 s 和 S 波，但他们 2005 年发表文献时，乳头肌心律失常还没有被划分为一个独立的类型，因此也可能被包含于他们的部分病例之中。如果乳头肌心律失常患者的心电图 R/S 转换发生于 V_5 或 V_6 导联，那病变乳头肌可能在很靠近二尖瓣环的位置。乳头肌直接插入二尖瓣环也是可能的（这有时也被称作瓣环的吊床样改变），这

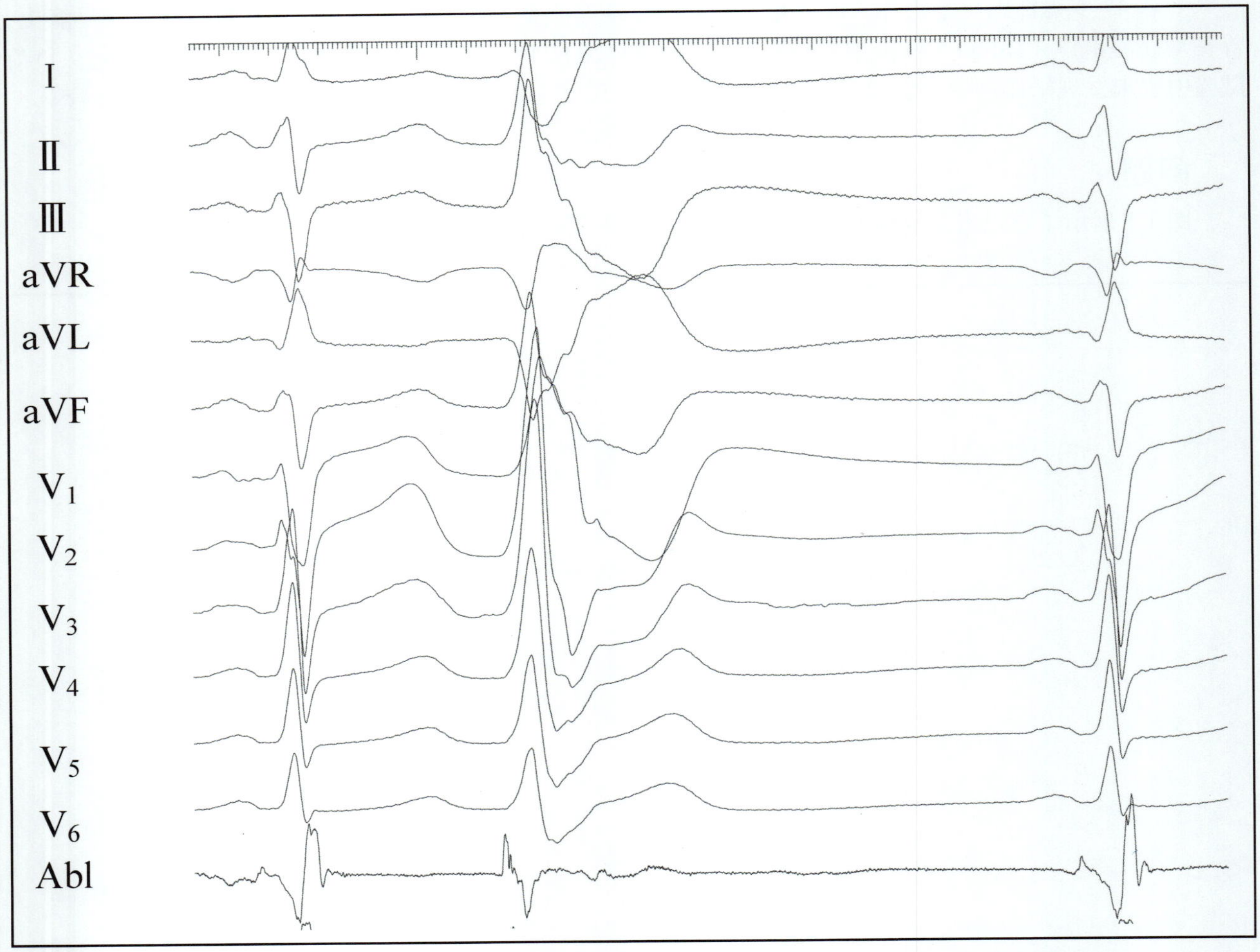

图 1.2 消融导管（Abl）在二尖瓣环前外侧壁起源点记录到的腔内图。局部激动时间为－25 ms

会造成胸前导联的正向一致性，而没有 R/S 转换。对于远离二尖瓣环前壁的心律失常，例如来源于二尖瓣环侧壁或后壁的心律失常，胸前导联的正向一致性经常不像大家预期的那样会出现，R/S 转换（无论二尖瓣环起源如何）可能出现在 V_4～V_6 导联。因此，对于这个病例，乳头肌来源室早是需要被鉴别的。在起源点上，局部激动时间为－25 ms（图 1.2），而且当我们在此位置起搏时（图 1.4）可以获得一致的起搏图形（图 1.3）。在较早的激动点标测到一个好的起搏图形提示导管已经位于或非常接近室性心律失常的起源点。如果较早的激动点的起搏标测图形不佳，则起源点可能位于组织深部。

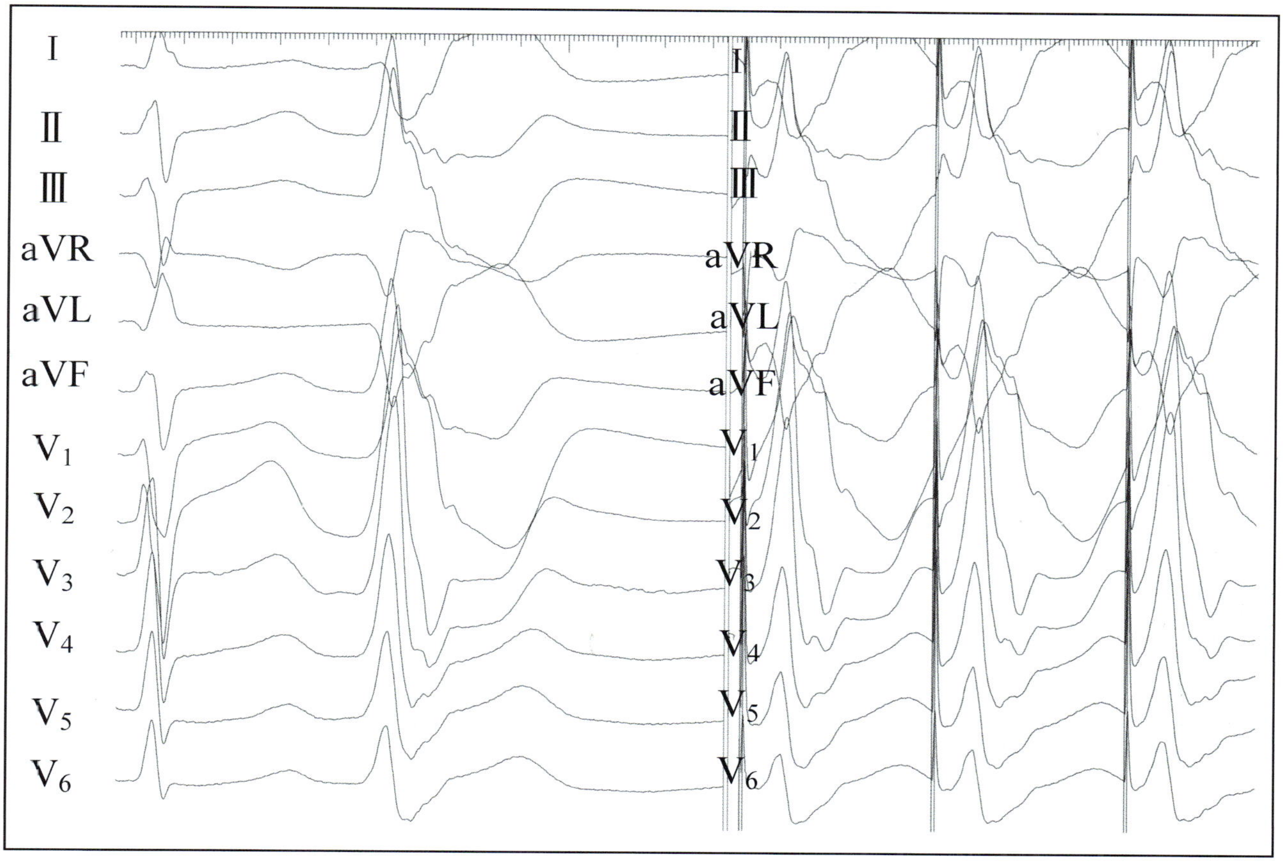

图 1.3 左：目标室早的 12 导联心电图；右：起源点的起搏标测图形与目标室早一致

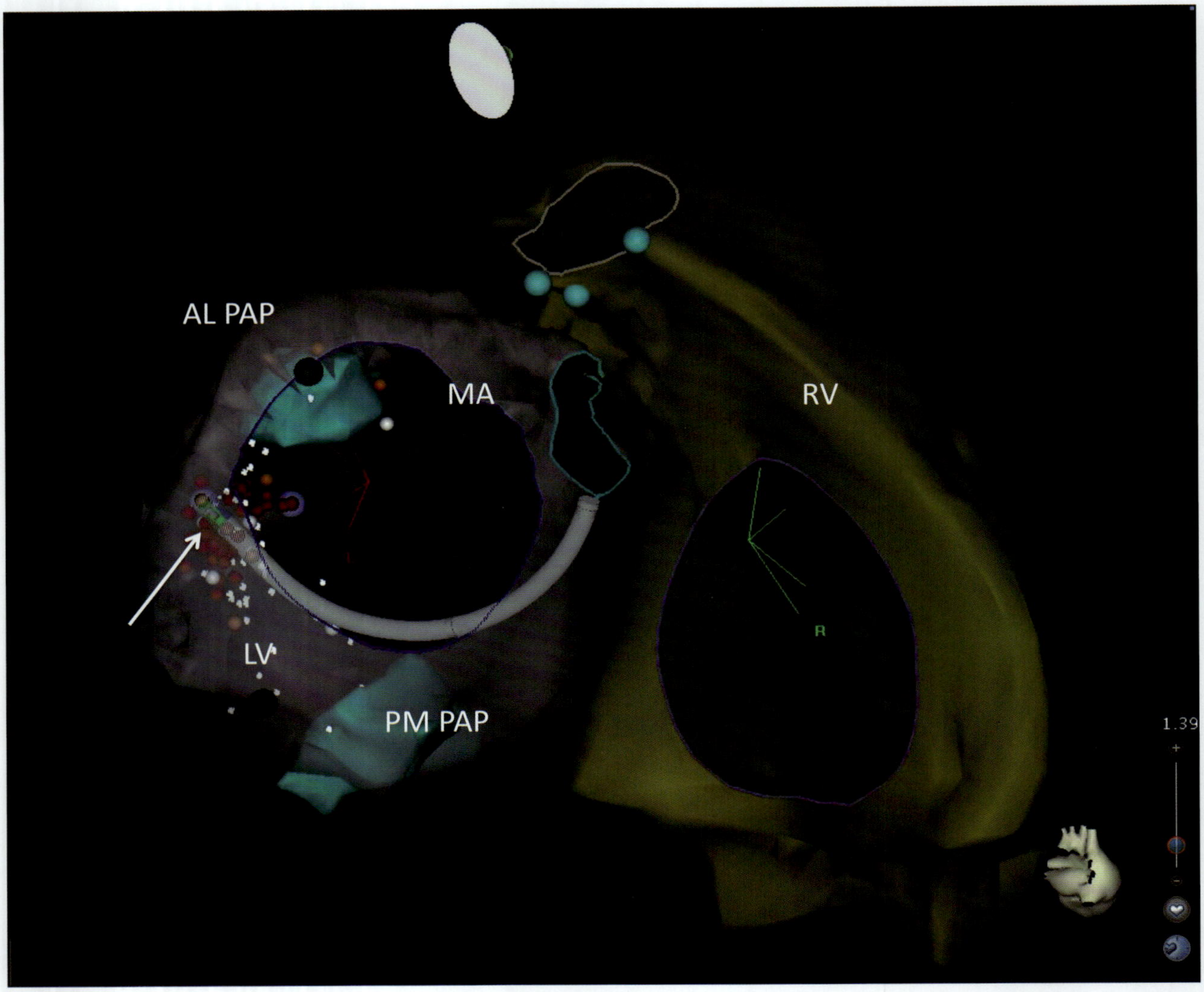

图 1.4 左心室与右心室（LV 和 RV）通过心腔内超声三维重建图的后侧观。导管头端位于二尖瓣环前外侧壁的起源点上（白色箭头）。红色标记则提示了射频能量被发放的位置。乳头肌也在图中以绿色显示，其中前外侧乳头肌（AL PAP）和后中侧乳头肌（PM PAP）分别位于二尖瓣环的 11 点和 6 点位置

参考文献

1. Good E, Desjardins B, Jongnarangsin K, et al. Ventricular arrhythmias originating from a papillary muscle in patients without prior infarction: A comparison with fascicular arrhythmias. *Heart Rhythm*. 2008;5:1530–1537.
2. Tada H, Ito S, Naito S, et al. Idiopathic ventricular arrhythmia arising from the mitral annulus: A distinct subgroup of idiopathic ventricular arrhythmias. *J Am Coll Cardiol*. 2005;45:877–886.

病例 2

临床病史

58 岁男性，诊断为非缺血性心肌病，射血分数 32%。MRI 上发现左心室侧壁存在瘢痕。患者有频发室早，室早占总心搏数的 35%，并曾在外院进行过一次射频消融治疗，未成功。他一共有 7 种不同形态的室早，图 2.1 为其中一种临床室早的 12 导联心电图。

问题

图 2.1 中的室早来源于何处？

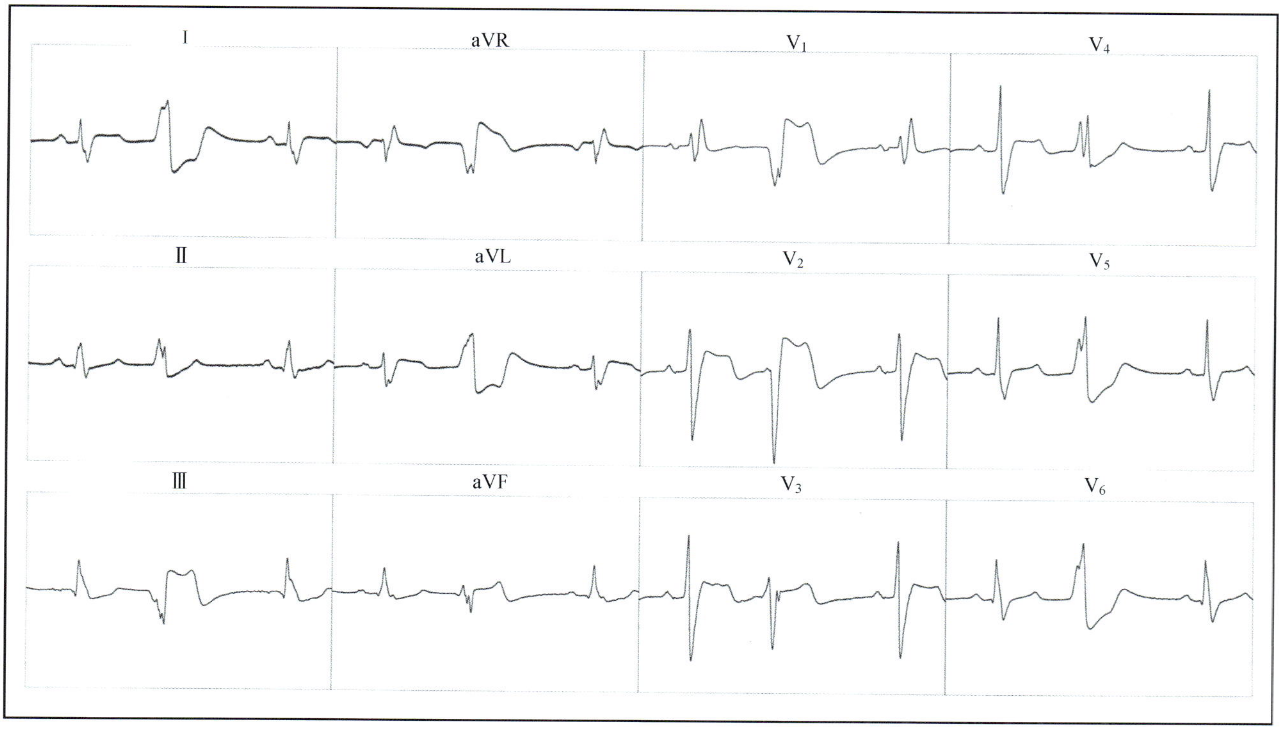

图 2.1 患者室早的 12 导联心电图

回答

这个室早来源于三尖瓣环后间隔区域，接近希氏束。下面这些特点可以提示起源点接近希氏束：V_1 导联的 Q 波，Ⅰ导联的 R 波大于下壁导联 R 波，aVL 导联起始处 R 波。这些因素可促使术者直接从希氏束附近的三尖瓣环区域开始标测[1]。心电图的精度尚不足以确定起源点离希氏束多近。在这个病例中，起源点大约距离下壁最大希氏束电位处约 1 cm。在这个点的激动时间为−27 ms（图 2.2），起搏标测与此相符（图 2.3），最终室早被成功消融。因为希氏束旁 / 三尖瓣环区域位于右心室流出道的更右侧，本病例Ⅰ导联的 R 波比右心室流出道心律失常时的 R 波更大（图 2.4），这也是 aVL 导联初始有正向波的原因。胸前导联的 R/S 转换通常情况下发生较早，在 V_2/V_3 导联，而不是像本病例中的位于 V_4 导

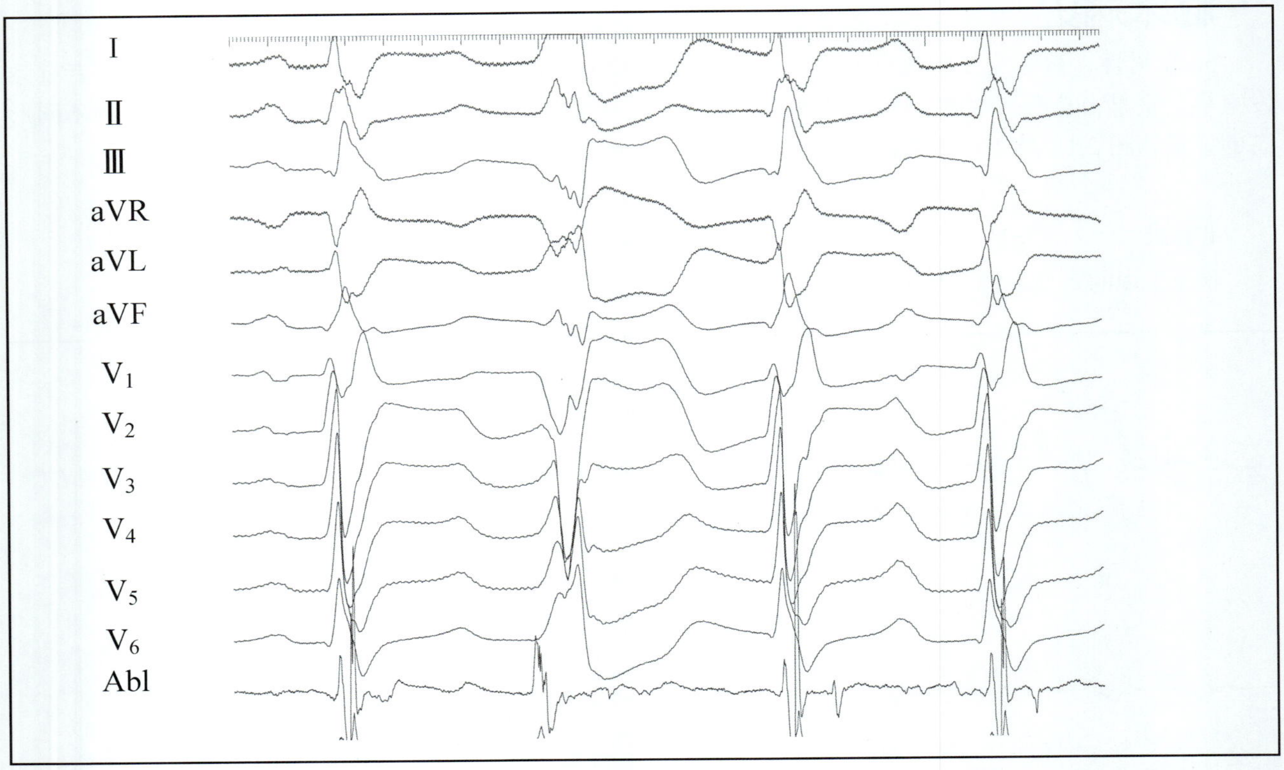

图 2.2　起源点上室早的腔内图。局部的激动时间为−27 ms

联。R/S 的转换发生越晚，起源点越可能位于侧游离壁。下壁Ⅱ和Ⅲ导联一正一负，并不一致，这在三尖瓣环水平来源的心律失常中常见[2]。Ⅱ导联比Ⅲ导联的正向波更大提示更右侧的来源（相比于较低位RVOT 位置更偏左的高位 RVOT，图 2.4）；然而，这个征象对我们用处不大，因为下壁导联的振幅太低（或者甚至Ⅲ导联是负向的），这已经提示室早的起源不是高位 RVOT。在高位 RVOT 中，如果所有下壁导联都是正的，那Ⅱ导联振幅大于Ⅲ导联提示起源点位于 RVOT 偏右的位置，如 RVOT 的后侧部分；相反，如果Ⅲ导联振幅大于Ⅱ导联，则提示起源点位于 RVOT 偏左的位置，通常位于 RVOT 更靠上的位置，甚至可能来源于肺动脉。

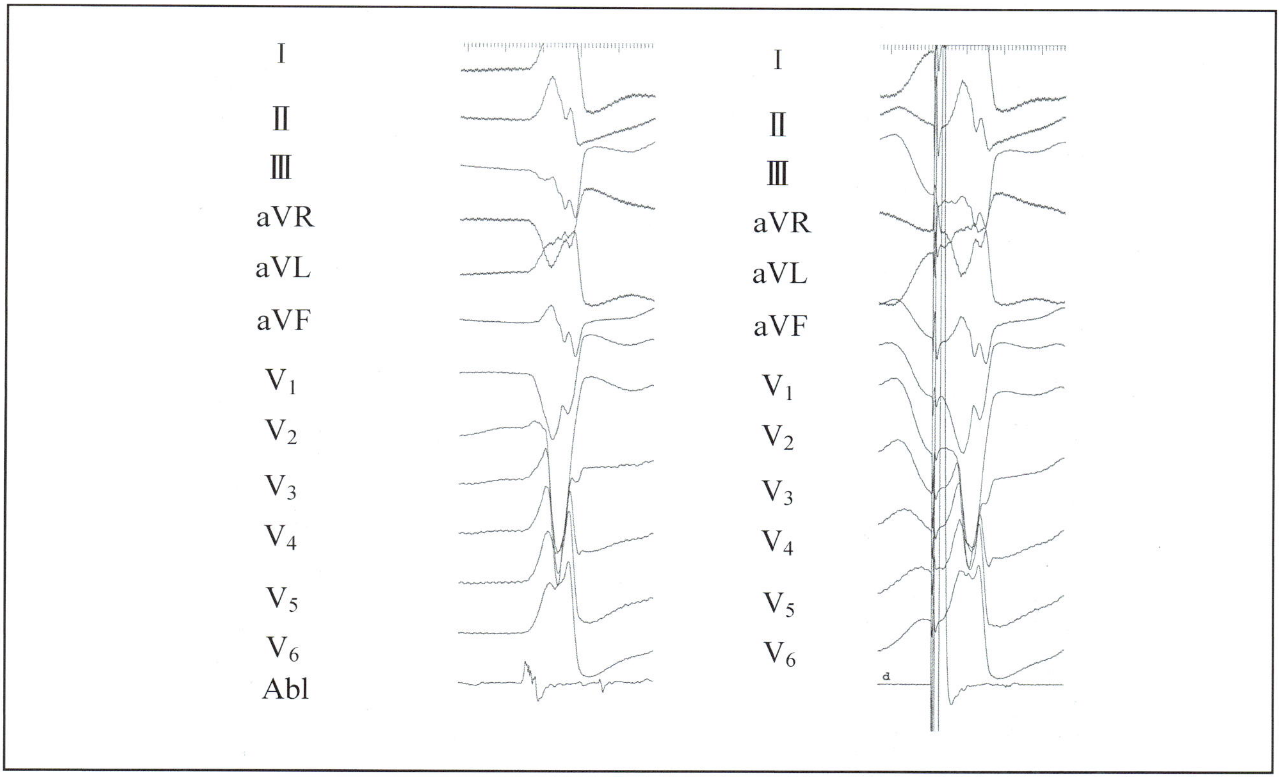

图 2.3 左：目标室早的 12 导联心电图；右：起源点的起搏标测。起搏标测的一致性提示起源点位于心内膜，而不是组织深部

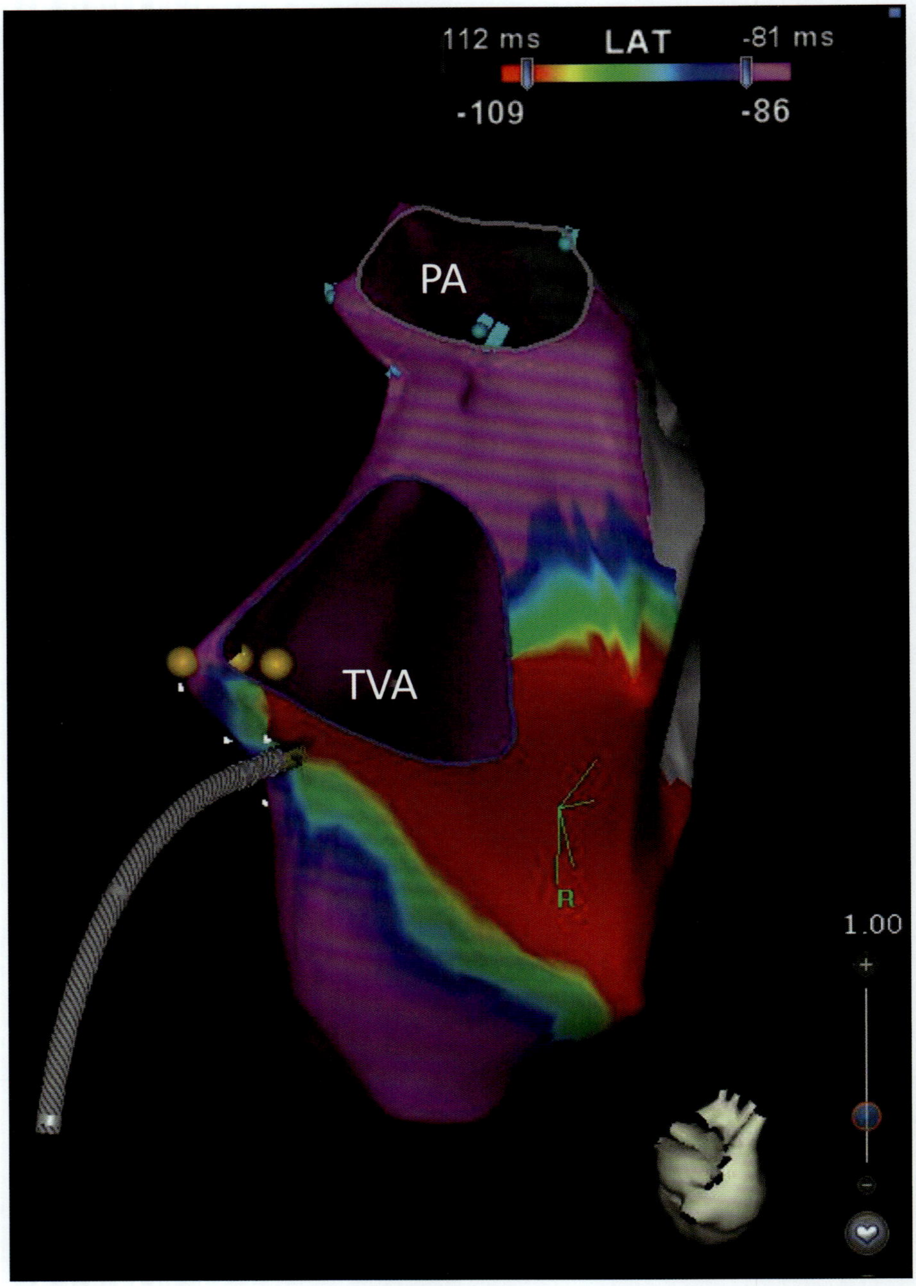

图 2.4 右心室和三尖瓣环后侧观的激动标测图。消融导管的头端位于三尖瓣环（TVA）上的起源点处。红色标记提示射频能量发放的位置。肺动脉（PA）也被标注在图上，希氏束的位置则以橙色标记显示

参考文献

1. Yamauchi Y, Aonuma K, Takahashi A, et al. Electrocardiographic characteristics of repetitive monomorphic right ventricular tachycardia originating near the His-bundle. *J Cardiovasc Electrophysiol.* 2005;16:1041–1048.
2. Tada H, Tadokoro K, Ito S, et al. Idiopathic ventricular arrhythmias originating from the tricuspid annulus: Prevalence, electrocardiographic characteristics, and results of radiofrequency catheter ablation. *Heart Rhythm.* 2007;4:7–16.

病例 3

临床病史

一位 76 岁男性，有主动脉瓣置换术史和非缺血性心肌病，射血分数为 20%～45%。室早负荷是 40%。心脏 MRI 提示无瘢痕。

问题

图 3.1 所示的 PVC 起源部位在何处，关于 PVC 起源部位的鉴别诊断有哪些？

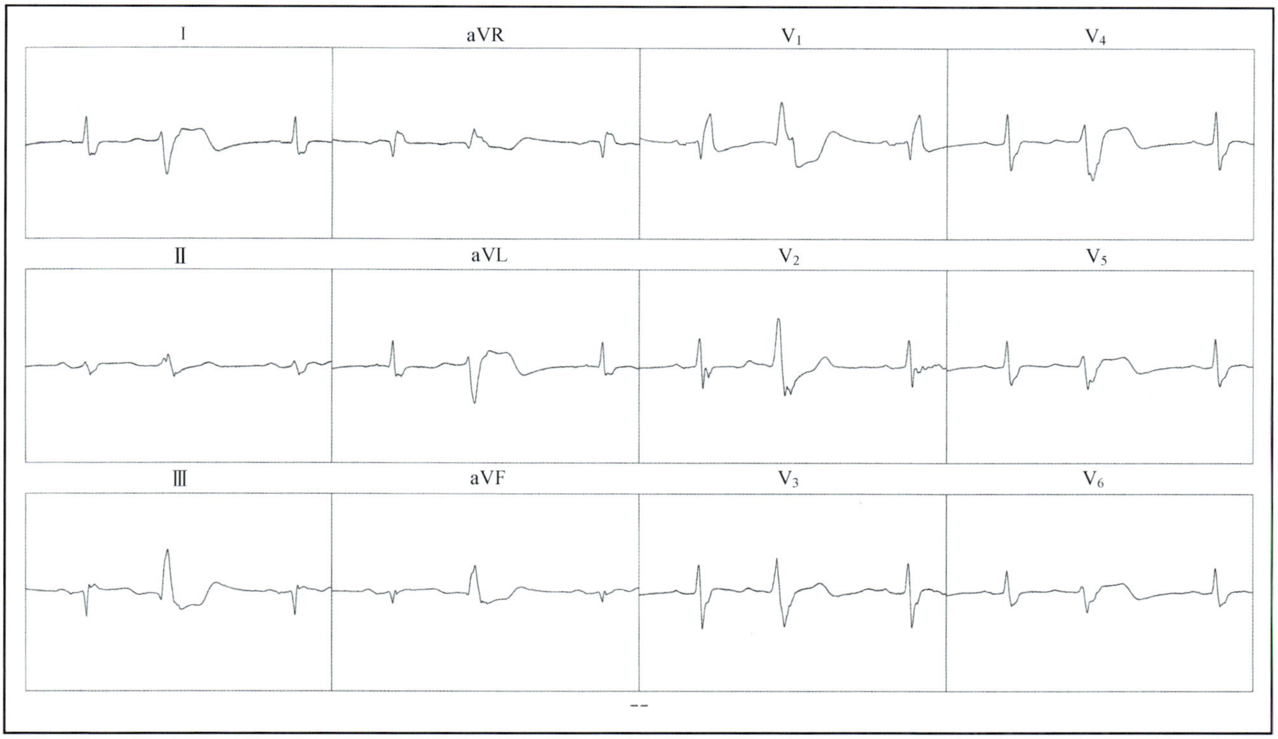

图 3.1 室早 12 导联心电图

回答

室早起源于前外侧乳头肌（图 3.2）。室早呈右束支传导阻滞（RBBB）电轴右偏形态，胸前导联移行位于 V_3 / V_4 导联。需要与分支起源及二尖瓣环起源的室早进行鉴别诊断。区别的特征包括：QRS 波宽度：＞120～140 ms。对于分支起源的室早，V_1 导联缺少 rsR′ 形态表现；对于二尖瓣起源的室早缺少胸前导联以正向波为主的特点[1-2]。鉴于 QRS 波形态比较宽，其起源很可能是乳头肌。电轴右偏提示前外侧乳头肌起源。电轴左偏则提示后内侧乳头肌起源。胸前导联较晚的移行也倾向于乳头肌起源，而不是二尖瓣环起源。室早如果起源于二尖瓣环，我们通常可以观察到胸前导联比较一致的以正向波为主的特点。

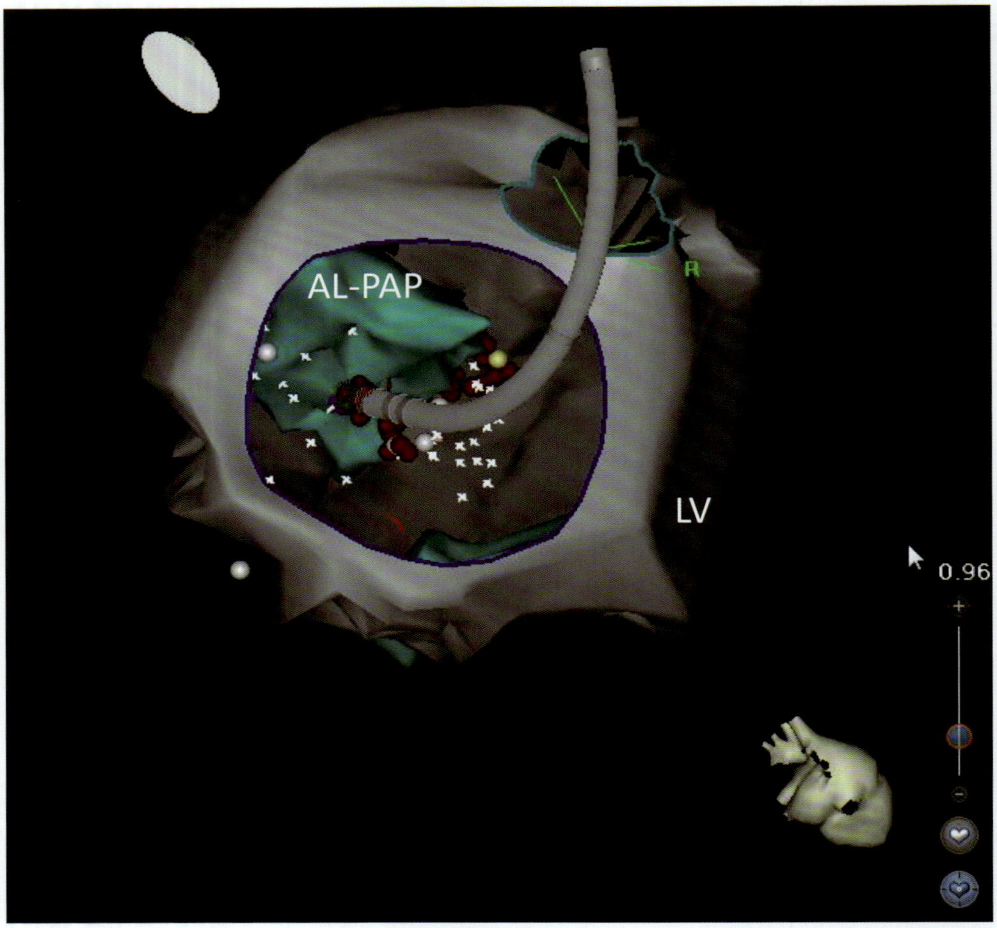

图 3.2 左心室（LV）及前外侧乳头肌超声心动图三维重建图（AL-PAP：前外侧乳头肌，绿色表示）。导管位于图 3.1 所示室早的关键部位

参考文献

1. Good E, Desjardins B, Jongnarangsin K, et al. Ventricular arrhythmias originating from a papillary muscle in patients without prior infarction: A comparison with fascicular arrhythmias. *Heart Rhythm*. 2008;5:1530–1537.
2. Al'Aref SJ, Ip JE, Markowitz SM, et al. Differentiation of papillary muscle from fascicular and mitral annular ventricular arrhythmias in patients with and without structural heart disease. *Circ Arrhythm Electrophysiol*. 2015;8:616–624.

病例 4

临床病史

一名 67 岁女性因心悸和头晕被送入急诊室。 在过去的 6 个月中，她出现间歇性心悸不适。 最初，心悸不适每月发生一次，但在过去的 1 个月中增加到每天发生一次，可持续长达 1 min，还伴有头晕眼花的症状。 几个月前，她曾发生过一次晕厥。在急诊室，心悸不适多次发作，并记录到规律的宽 QRS 波心动过速，发作频率为 188 次 / 分，持续 40 s 后自行终止。超声心动图提示左心室功能正常，心脏导管检查结果也正常。

问题

图 4.1 中所示心律失常是从何处起源的?

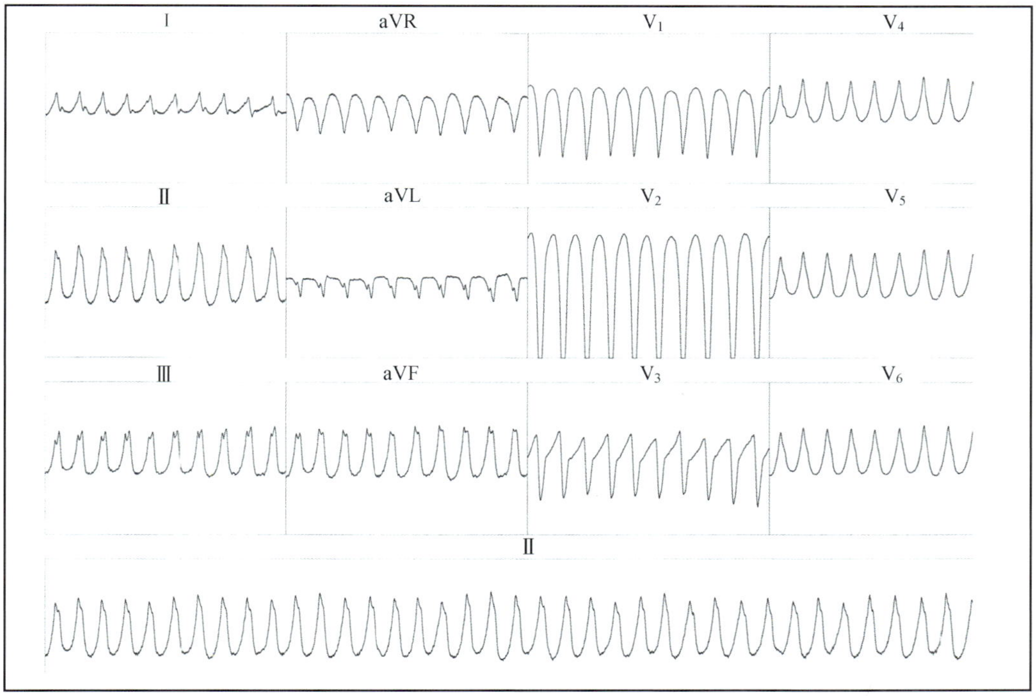

图 4.1 临床室速的 12 导联心电图

回答

该心律失常是一种快速的室性心动过速（VT），VT 周长为 260 ms。VT 起源于肺动脉瓣下方 RVOT 的前部。令人惊讶的是，这个区域有大量低电压。依据 12 导联心电图可预测 RVOT 后部的起源，即Ⅰ导联中的 QRS 波为正向，Ⅱ导联 QRS 波振幅 ＞Ⅲ导联 QRS 波振幅，因为 RVOT 前部较 RVOT 后部更偏左，这导致了 RVOT 后部起源的心律失常的电轴更倾向于向右（即Ⅰ导联为正，Ⅱ导联＞Ⅲ导联）[1]。这个病例中，瘢痕可能导致了不同 QRS 波形态，即瘢痕使激活路径更靠后而不是靠前。胸前导联移行比较晚及 QRS 波上的切迹进一步提示 VT 起源于 RV 游离壁而不是间隔侧。

aVL 导联对区分高位 RVOT 起源的室早并没有特别的帮助。aVL 导联常呈负向，提示激动起源于 RVOT 的高位。由于 RVOT 主要位于 RV 的左侧，所以矢量向右。VT 在提早－25 ms 的位置进行消融，在这个部位有良好匹配的起搏标测（图 4.2），此部位位于 RVOT 前壁（图 4.3）。消融前 VT 是可重复诱发的，消融后 VT 不再被诱发。

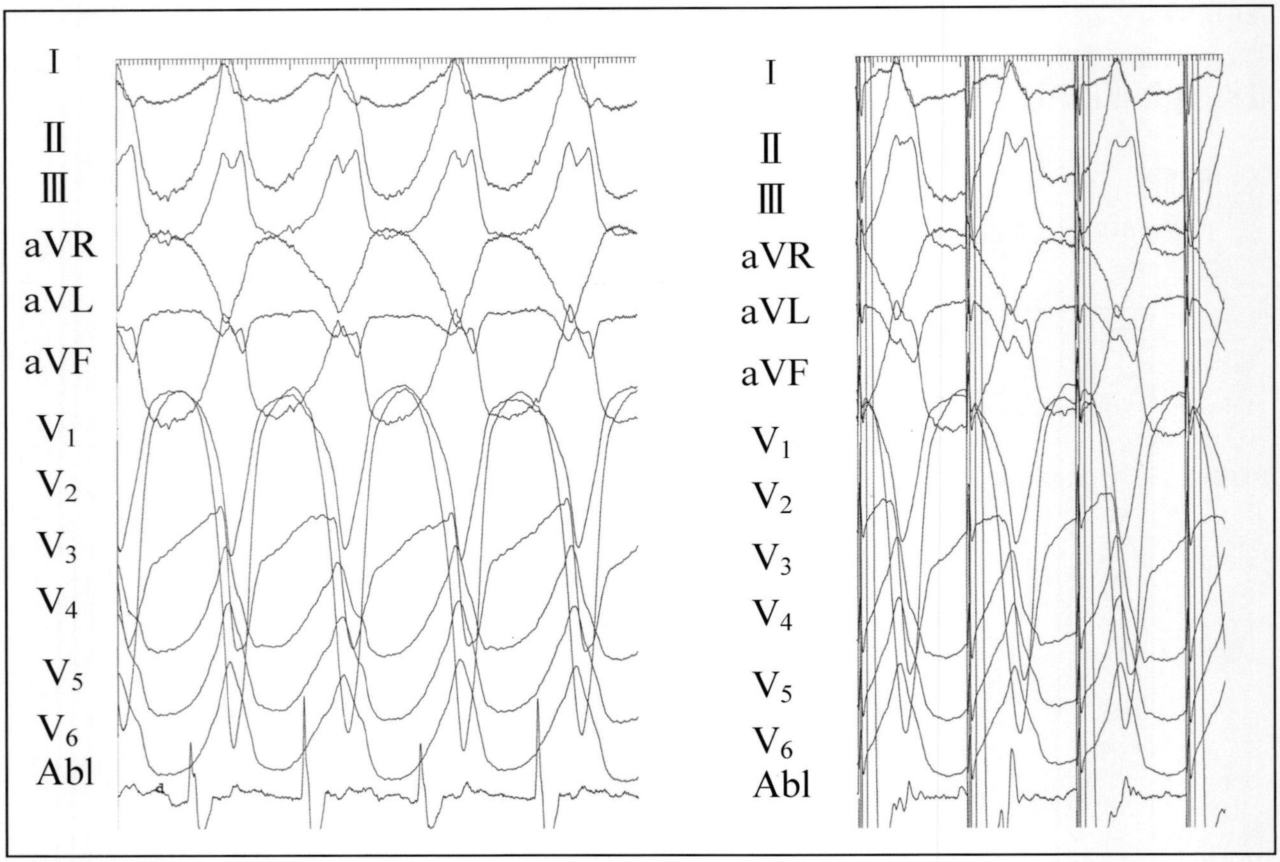

图 4.2 左图显示室早起源位置，激动时间为－30 ms。右图：在肺动脉瓣下 RVOT 前面的区域进行起搏标测，起搏标测结果均显示匹配良好

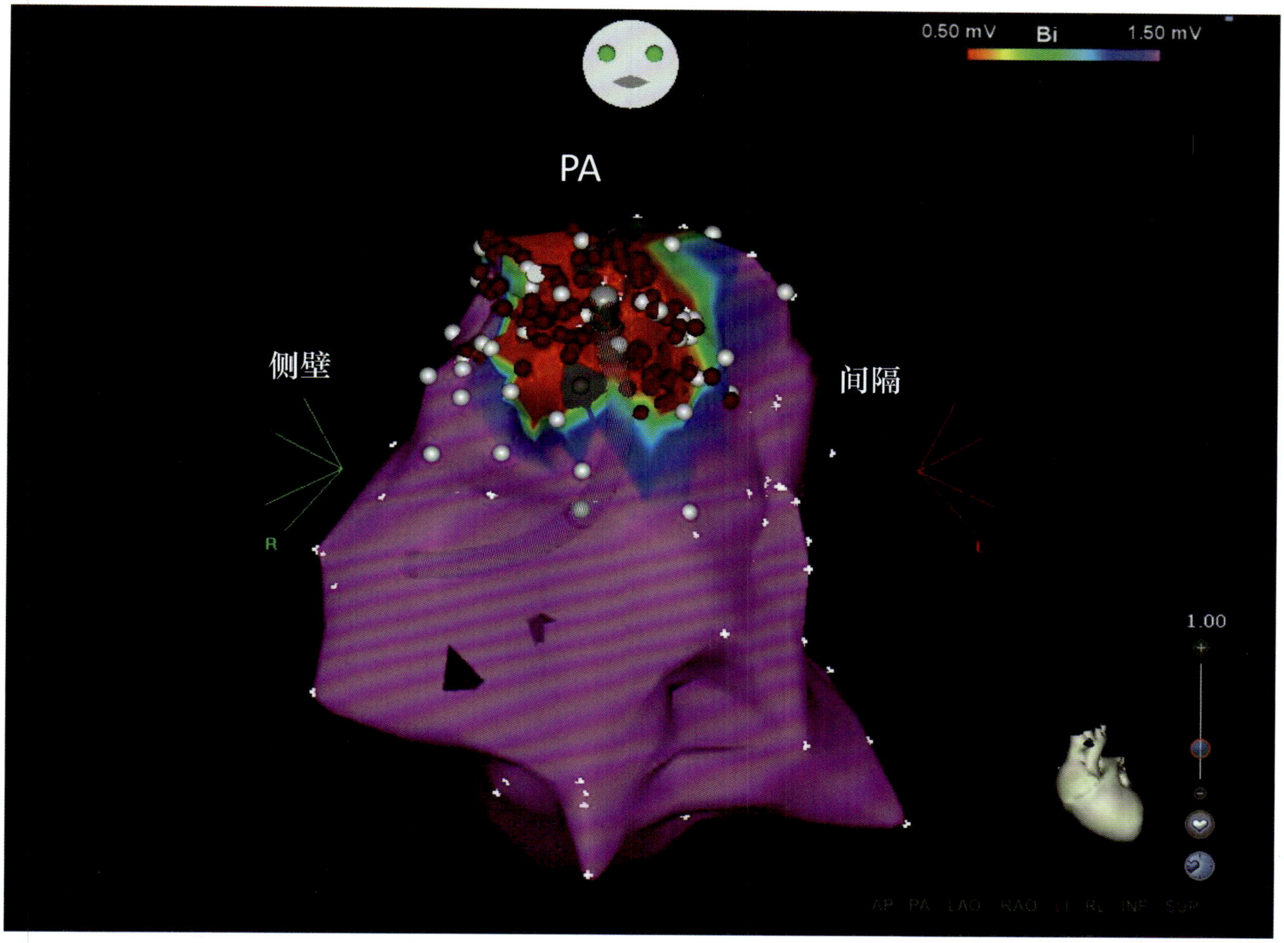

图 4.3　此图为 RVOT（双极电压）电解剖图。VT 起源的 RVOT 前面区域，有一个很大的低电压边缘。图示侧壁、间隔及肺动脉（PA）。射频消融导管放置在与起搏标测匹配的位置进行射频消融

参考文献

1. Dixit S, Gerstenfeld EP, Callans DJ, Marchlinski FE. Electrocardiographic patterns of superior right ventricular outflow tract tachycardias: distinguishing septal and free-wall sites of origin. *J Cardiovasc Electrophysiol*. 2003;14:1–7.

病例 5

临床病史

67 岁男性，患有非缺血性心肌病，射血分数为 45%。该患者有一个植入式循环记录仪，在索他洛尔和维拉帕米联合治疗的情况下，记录仪显示多次持续性宽 QRS 波心动过速。心脏 MRI 未显示延迟增强。

问题

图 5.1 所示的心律失常起源于何处？ 机制是什么？ 消融策略是什么？

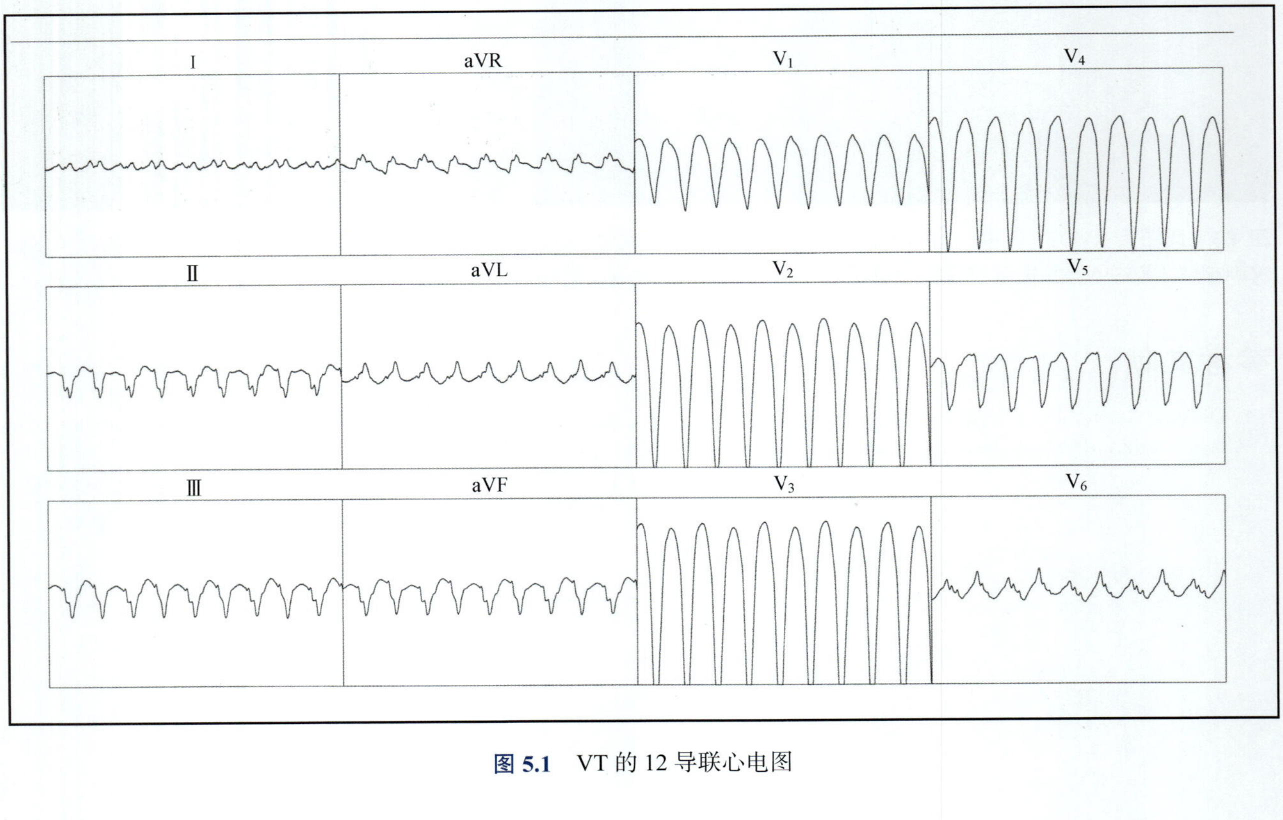

图 5.1 VT 的 12 导联心电图

回答

心电图（图 5.1）提示室速（VT），具体而言是束支折返性室速（BBRVT）。这份特殊的心电图并没有完美的线索来确定 VT 的确切机制。BBRVT 的典型特征是：典型的左束支传导阻滞（LBBB）形态及与窦性心律相同 / 相似的 LBBB 形态。后面的这一特征在本病例中没有出现，这是因为左右束支都有进行性的病变，所以窦性心律时 QRS 波实际上是窄的。其他有提示意义的线索很难获得。例如，传导系统疾病通常有 H-V 间期延长。这个患者的希氏束最初无法确定，这在传导系统有病变的患者中并不少见，我们需要花费时间来识别希氏束电位以证明希-浦系统（HPS）中的传导问题。由于希氏束电位并不容易标测，在尝试标测希氏束电位失败后，我们没有继续标测希氏束电位。然后，我们诱发 VT 行激动标测。另一个鉴别方法为将一根导管置于 RV 心尖部行拖带标测测量 PPI。如果 PPI 小于 30 ms 也提示诊断为 BBRVT[1]。我们没有使用这一鉴别方法。取而代之的是在右心室流入道先行起搏标测，然后进行激动标测。

考虑心电轴向上及胸前导联移行比较晚，提示 VT 起源部位比较靠下。在一大片区域起搏标测可以获得 10/12 导联匹配结果，但没有找到比这个匹配更好的起搏位置，在调节束部位起搏的结果也是如此。与起源于心肌的室速相比，呈 LBBB 形态的 BBRVT 特征性地表现为右胸前导联出现迅速偏转，这提示起始的心室激动是通过 HPS，而这种表现在目前这个患者中不明显。LBBB 形态的 BBRVT，激动经右束支前传，然后经左束支逆传。RBBB 形态的 BBRVT，激动顺序则相反。电轴方向常左偏，少数情况下电轴可正常或偏右。

我们需要鉴别起源于调节束及后组乳头肌的 VT。这些 VT 均呈 LBBB 形态，移行晚（≥V_4 导联），以及和 RV 游离壁起源的 VT 相比可能出现迅速偏转（通常认为由于靠近特殊传导系统）的窄 QRS 波形态[2-3]。我们在调节束部位行数次消融后，VT 仍可诱发，因此我们怀疑诊断可能是 BBRVT，特别是发现在调节束部位记录到的浦肯野电位比体表 QRS 波提前 10～15 ms（图 5.2）。我们再一次尝试标测希氏束，终于标测到希氏束电位（图 5.3），记录显示 HV 间期为 85 ms。我们将导管放置在希氏束的部位后诱发 VT，发现 H-H 间期变化带动 R-R 间期变化，BBRVT 的诊断成立（图 5.4）。此后我们确定右束支位置（图 5.5）后行右束支消融。之后心动过速不再诱发。图 5.6 显示导管标测到的调节束部位（左图）及导管标测到的右束支区域（右图）。

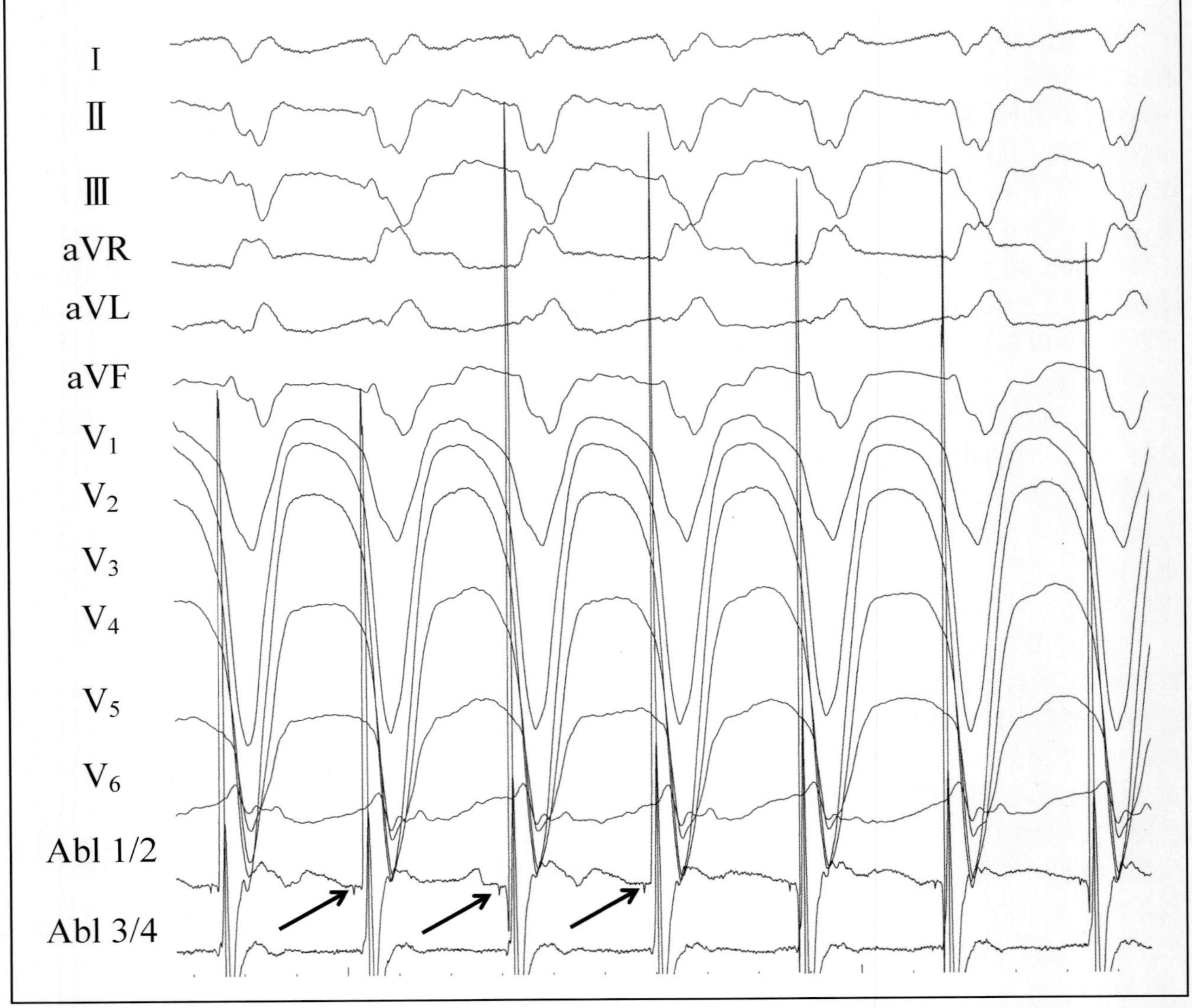

图 5.2 12 导联心电图及导管位于调节束的心腔内电图。导管可记录到浦肯野电位，该电位提前体表 QRS 波 10 ms(箭头)

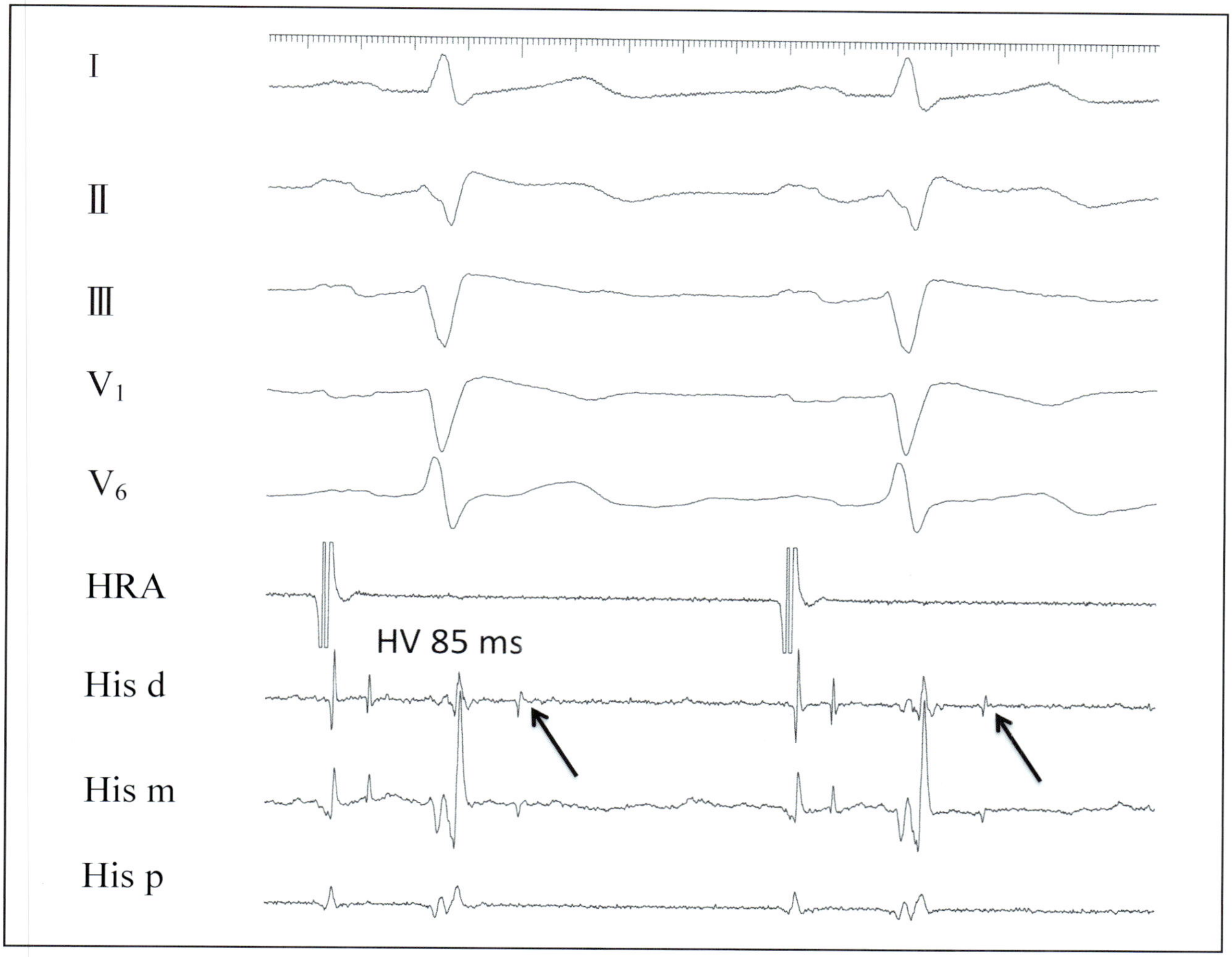

图 5.3 体表心电图及高位右房心腔内电图和希氏束位置的多电极导管记录的心腔内电图［希氏束远端（His d）、中部（His m）、近端（His p）］。HV 间期为 85 ms。在希氏束导管上可记录到晚电位（箭头所示），提示希氏束部位有瘢痕化

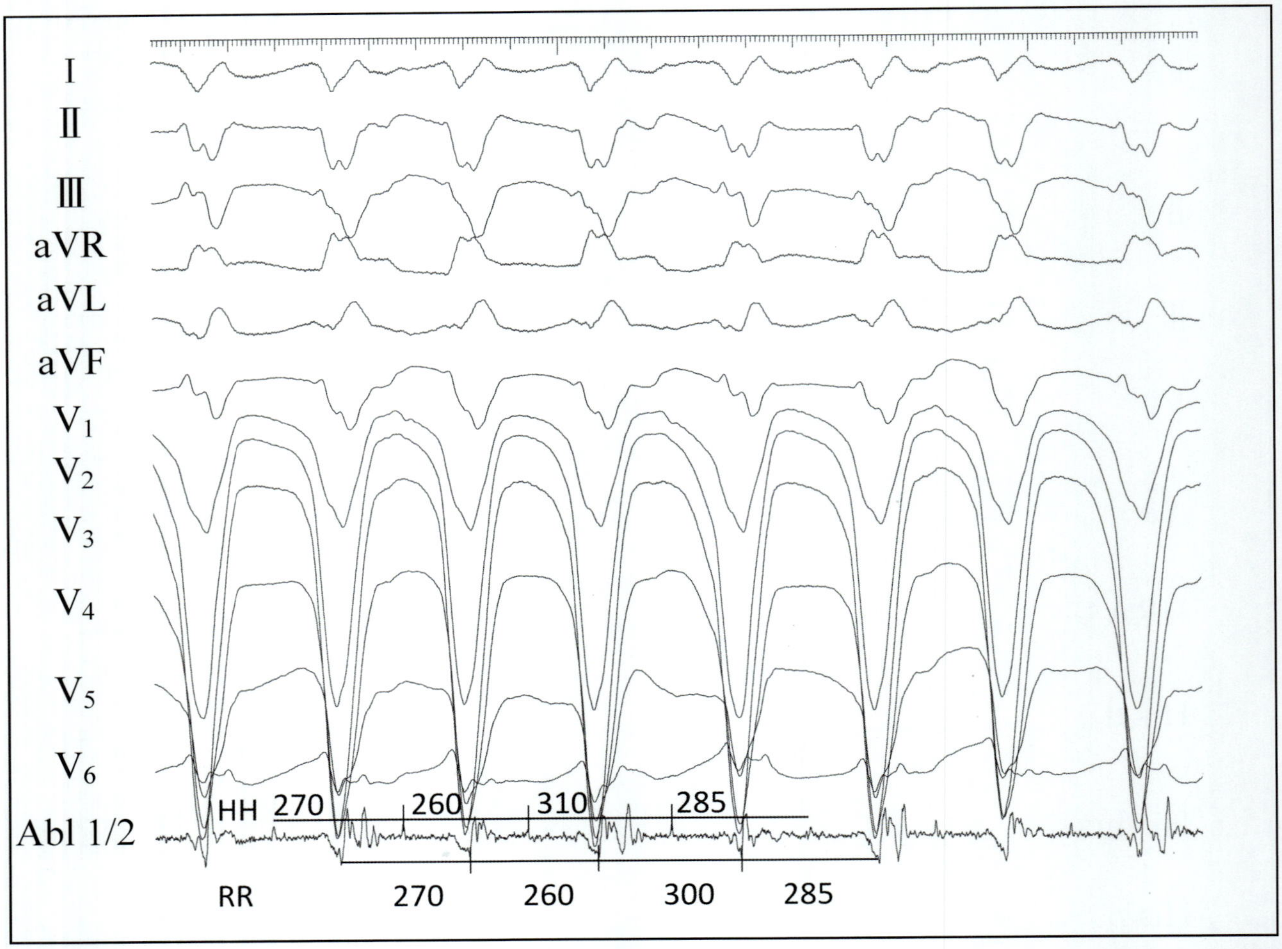

图 5.4 VT 发作时的 12 导联心电图及导管位于希氏束位置的心腔内记录。R-R 间期和 H-H 间期如图所示。H-H 间期的变化在 R-R 间期的变化之前出现，提示 BBRVT 诊断

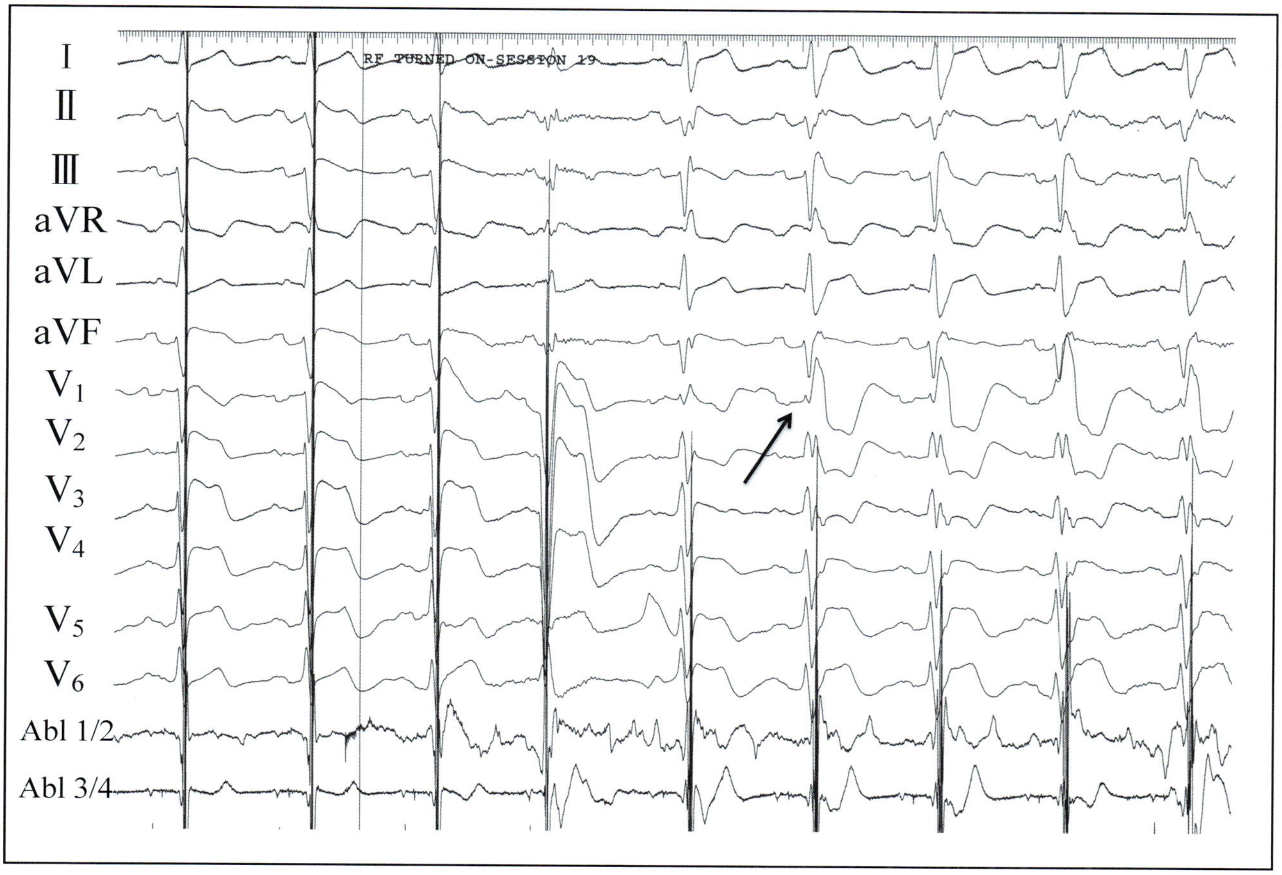

图 5.5 消融导管位于右束支的腔内记录，在此位置行射频消融。消融后出现 RBBB 图形（箭头）

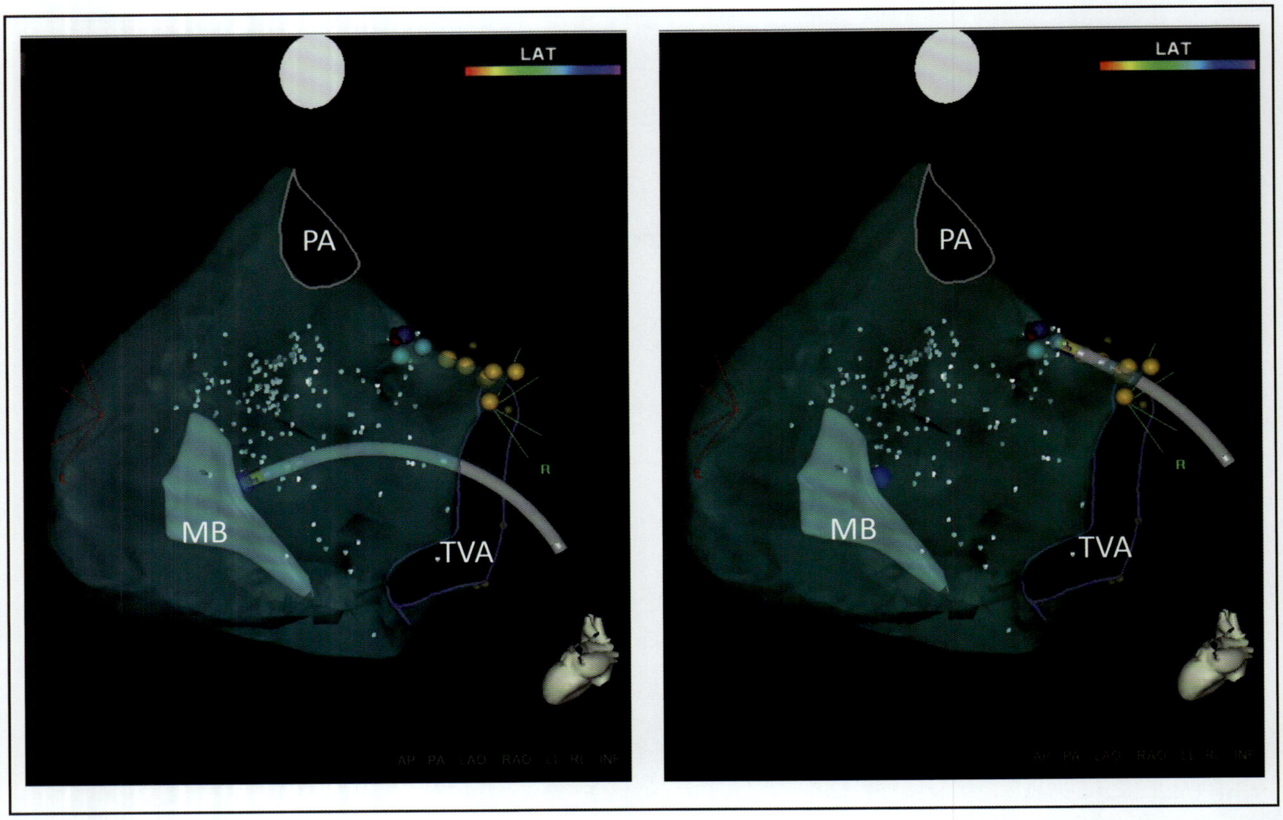

图 5.6 本图为右心室心腔内超声的三维重建图。右图显示消融导管位于右束支上，左图显示消融导管位于调节束（MB）位置，调节束是右束支插入的部位。肺动脉（PA）瓣环及三尖瓣环（TVA）如图标注

参考文献

1. Merino JL, Peinado R, Fernandez-Lozano I, Sobrino N, Sobrino JA. Transient entrainment of bundle-branch reentry by atrial and ventricular stimulation: Elucidation of the tachycardia mechanism through analysis of the surface ECG. *Circulation*. 1999;100:1784–1790.
2. Van Herendael H, Garcia F, Lin D, et al. Idiopathic right ventricular arrhythmias not arising from the outflow tract: Prevalence, electrocardiographic characteristics, and outcome of catheter ablation. *Heart Rhythm*. 2011;8:511–518.
3. Sadek MM, Benhayon D, Sureddi R, et al. Idiopathic ventricular arrhythmias originating from the moderator band: Electrocardiographic characteristics and treatment by catheter ablation. *Heart Rhythm*. 2015;12:67–75.

病例 6

临床病史

一位 72 岁的男性患者，有缺血性心肌病及冠状动脉双支病变，累及的冠状动脉包括右冠状动脉及回旋支动脉，并有陈旧性下外侧心肌梗死病史。该患者的射血分数为 25%，同时合并严重的肺动脉高压。心脏 MRI 提示下外侧壁瘢痕形成。患者双腔 ICD 植入术后，尽管联合应用胺碘酮和美西律，仍然因为 VT 需要 ICD 的反复放电治疗。该患者在消融过程中，可诱发多个不同形态的 VT。

问题

图 6.1 为其中一种 VT。这个 VT 起源于何处？

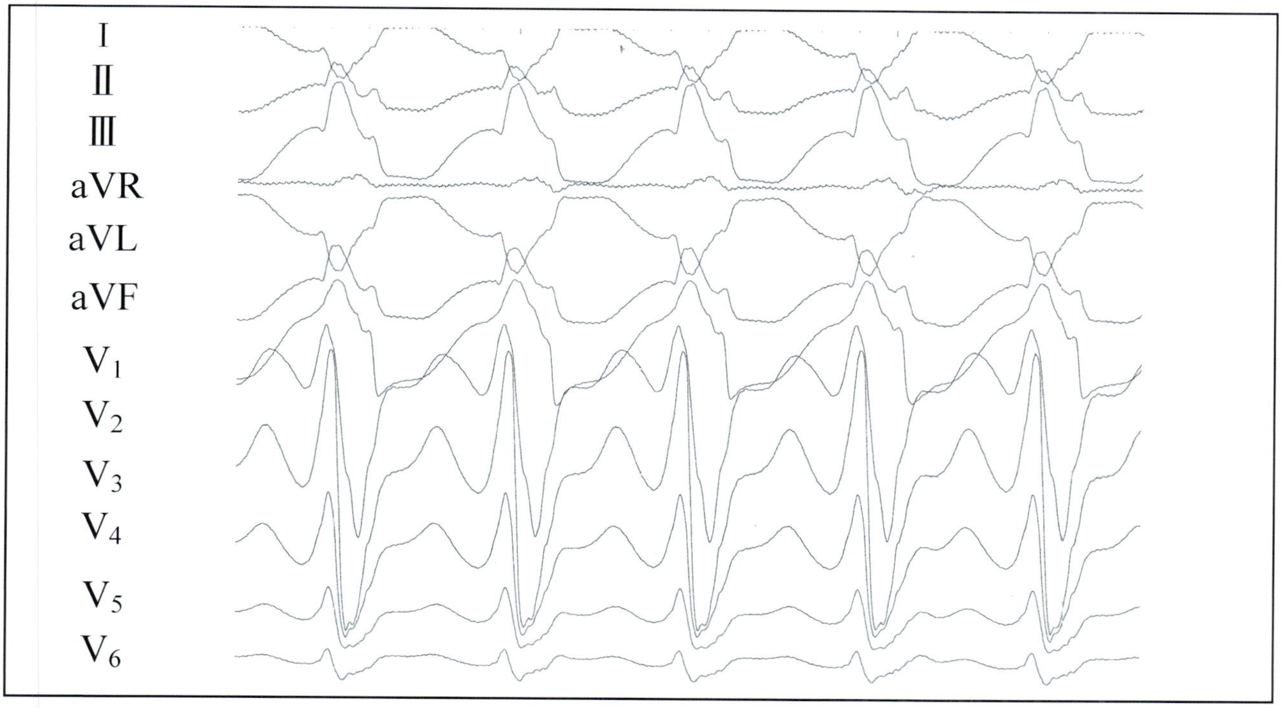

图 6.1 一种可诱发的 VT 的 12 导联心电图

回答

患者 VT 起源于 MVA 前壁，这种情况在下壁心肌梗死患者中不多见，而一般在前壁心肌梗死患者中更常见。但在该患者中，有一部分瘢痕延伸至 MVA 前壁（图 6.2 和图 6.3）。前乳头肌可能是另一种可能的 VT 起源。由于 V_6 导联中的主波 R 波向上，提示其起源更靠近基底部。

关于心肌梗死后室速起源部位的一些总结性特点包括：

- LBBB 形态通常表明其起源于右心室或左心室的间隔。
- RBBB 形态通常表明其起源于左心室。
- 正向一致性（在所有胸前导联中 R 波占主导地位）：左心室基底部起源且主要位于前壁（某些可以位于侧壁）。
- 负向一致性（即所有胸前导联为负）：起源点位于心尖部。
- Q 波通常提示心肌中 VT 起源（或出口）。Ⅱ、Ⅲ、aVF 导联呈 Q 波表示 VT 的出口位于下壁。V_1、V_2 导联呈 Q 波则表示 VT 出口位于间隔。

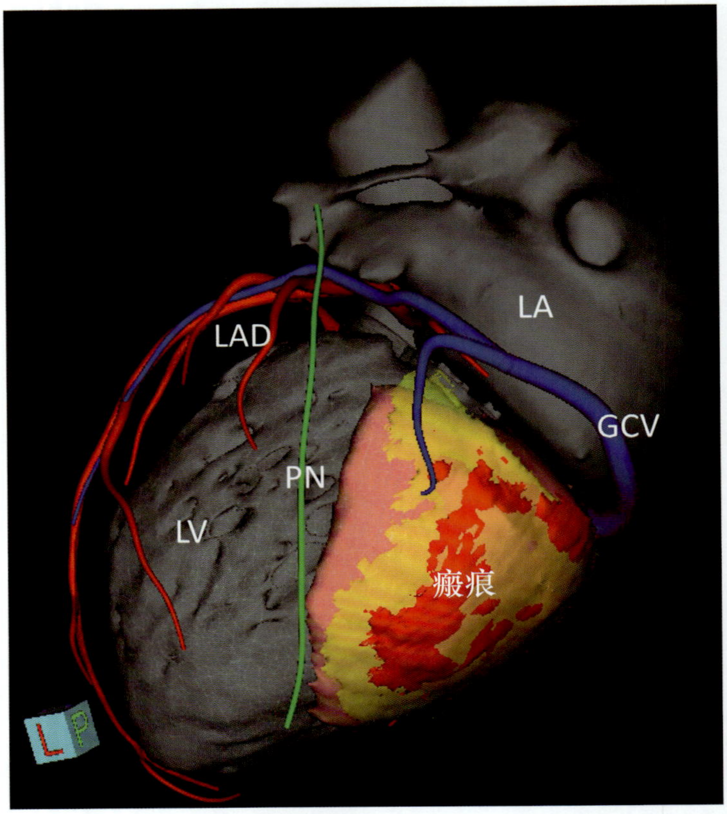

图 6.2 根据心脏 CT 和心脏 MRI 构建的左心室侧壁心内膜的三维图。冠状动脉（左前降支，LAD）、心大静脉（GCV）及膈神经（PN）及左心房（LA）如图所示。图中可见在左心室（LV）的下侧壁有一个很大的瘢痕

使用这些简单的规则，就可以正确地将心律失常起源定位于 LV 前基底部。判断 VT 起源的算法有很多局限性[1]，Miller 等人认为算法的准确性不到 50%。计算机程序判断的准确性则不到 70%[2]。

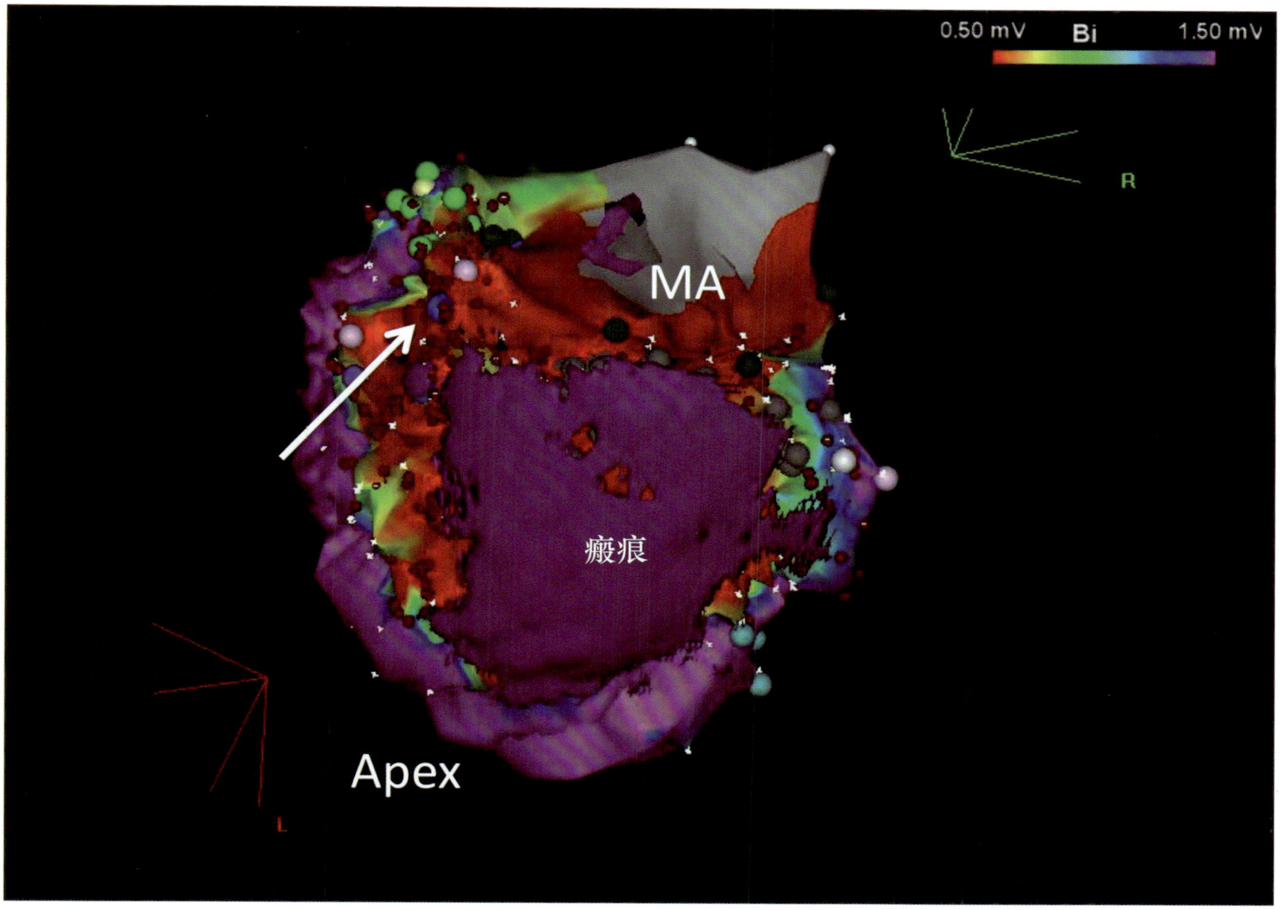

图 6.3 本图示左心室电解剖电压图的侧面。图中已经标注二尖瓣环（MA）、左心室心尖部（Apex）及 MRI 确定的心肌瘢痕。白色箭头所指的蓝色标记为 VT 的出口处

参考文献

1. Miller JM, Marchlinski FE, Buxton AE, Josephson ME. Relationship between the 12-lead electrocardiogram during ventricular tachycardia and endocardial site of origin in patients with coronary artery disease. *Circulation*. 1988;77(4):759–766. PubMed PMID: 3349580.
2. Yokokawa M, Liu TY, Yoshida K, et al. Automated analysis of the 12-lead electrocardiogram to identify the exit site of postinfarction ventricular tachycardia. *Heart Rhythm*. 2012;9(3):330–334. PubMed PMID: 22001707.

（林长坚　译　凌天佑　校）

病例 7

临床病史

一名 66 岁女性患者因室速就诊。患者既往有致心律失常性右心室心肌病（ARVC/D）病史，7 年前曾行室速消融术。2 个月前患者因室速电风暴和连续多次 ICD 除颤入院，予以索他洛尔治疗后有所好转。然而，患者目前仍表现为症状性、非持续性室速发作，如图 7.1 所示。

问题

根据图 7.1 中所示的 12 导联心电图，室速起源于何处？

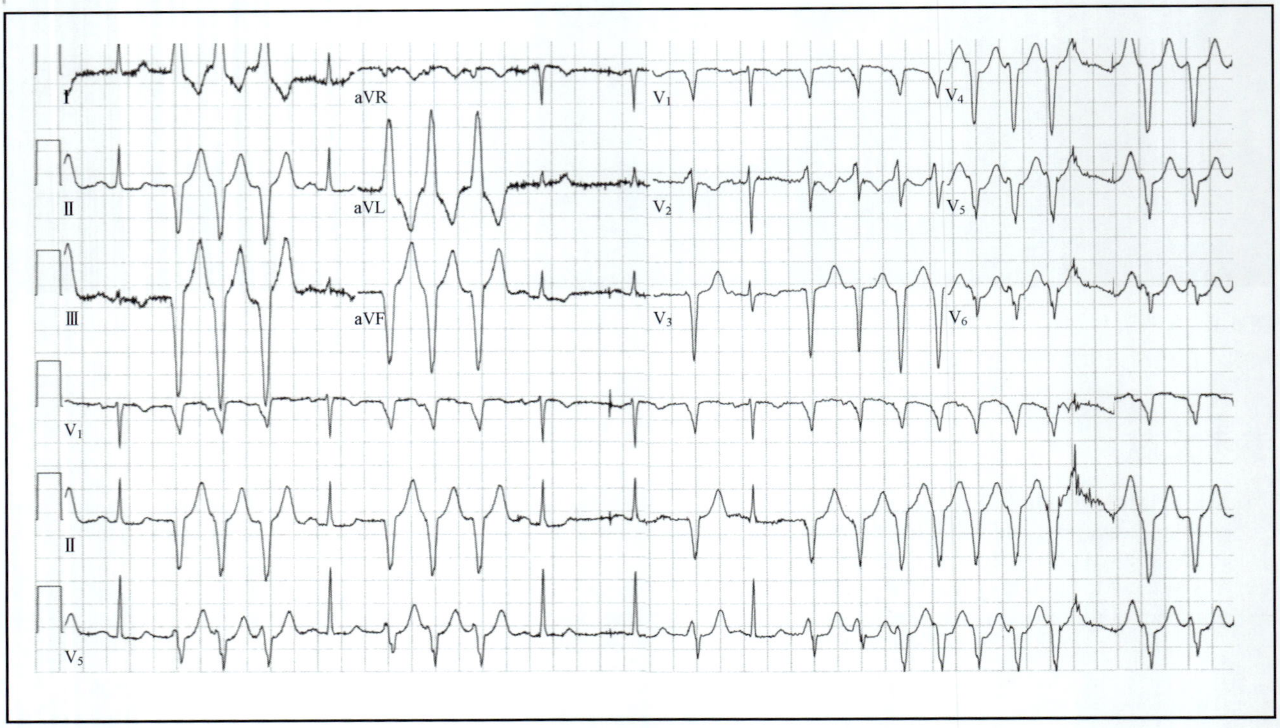

图 7.1 非持续性室速的 12 导联心电图

回答

室速起源于三尖瓣环下侧。然而，该患者的心电图并不是典型的三尖瓣环室速。大多数 ARVC/D 患者的室速起源于三尖瓣周围或右心室流出道（RVOT）。我们可能认为其起源于心外膜，原因在于胸导联 V_1～V_3 移行出现了模式中断（pattern break）现象（例如：图 7.1 中 V_1 导联无 R 波，V_2 导联宽大 R 波，V_3 导联无 R 波或振幅较小）。该患者的心电图表现具有一定的误导性。pattern break 心电图现象通常存在于特发性室速、室早中，这些特发性室速、室早来自间隔的心外膜面或"房室交叉处"。V_2 导联 R 波与邻近导联移行不一致，可能原因在于其邻近间隔部。因此，pattern break 现象被认为是来源于心脏前顶部（summit）和心脏后部房室交叉处心外膜室速的典型表现。于心中静脉行激动标测提示局部激动较体表心电图提前 20 ms，起搏标测结果不理想。于三尖瓣环标测提示局部激动较体表心电图提前 50 ～ 60 ms（图 7.2），起搏标测匹配理想（图 7.3）。下壁导联存在 Q 波提示下壁起源，所有下壁导联呈负向并表现为 Q 波支持室速起源于下壁而非间隔部（图 7.4）。而Ⅲ导联比Ⅱ、aVF 导联负向更深，提示室速起源更靠近间隔而非右心室游离壁。其他判断三尖瓣环起源心律失常的方法对此室速定位没有帮助[1-2]。

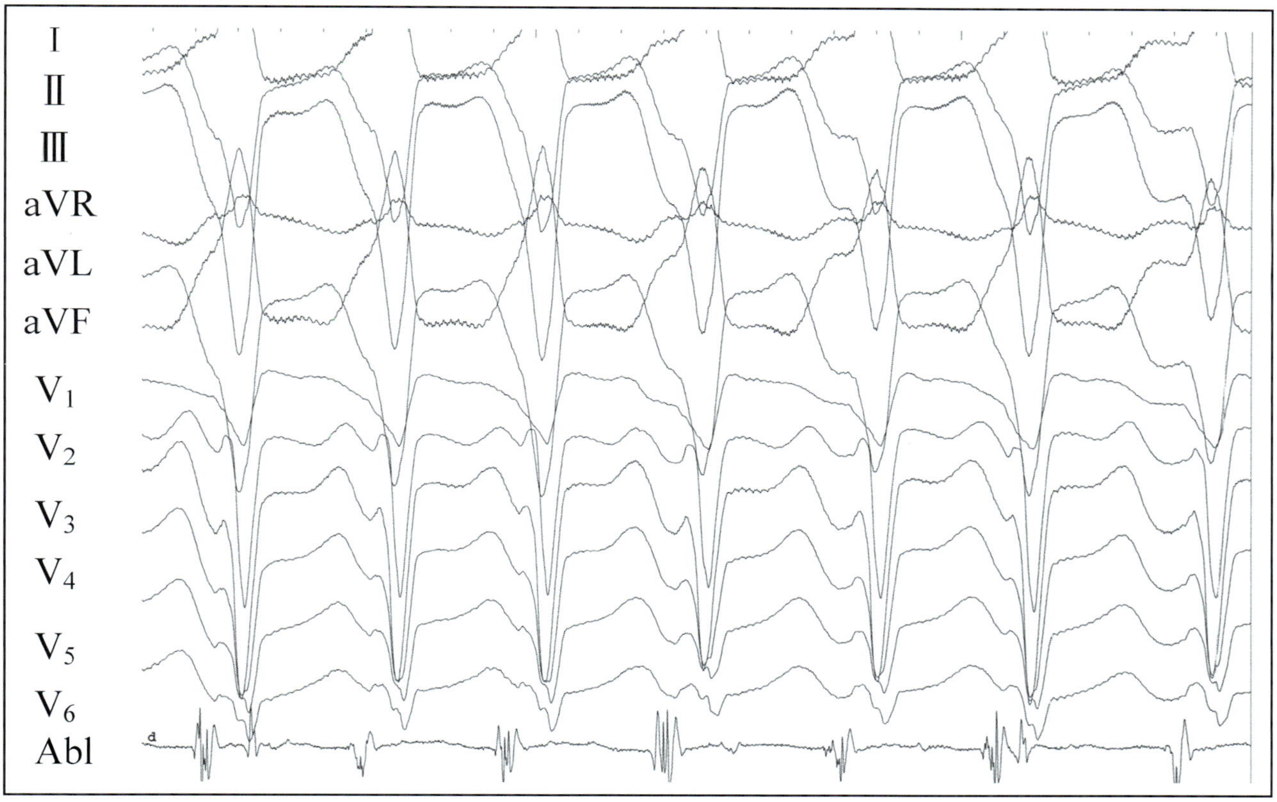

图 7.2 室速 12 导联心电图及消融导管腔内图（Abl）。局部激动较体表心电图 QRS 波提前 50 ms

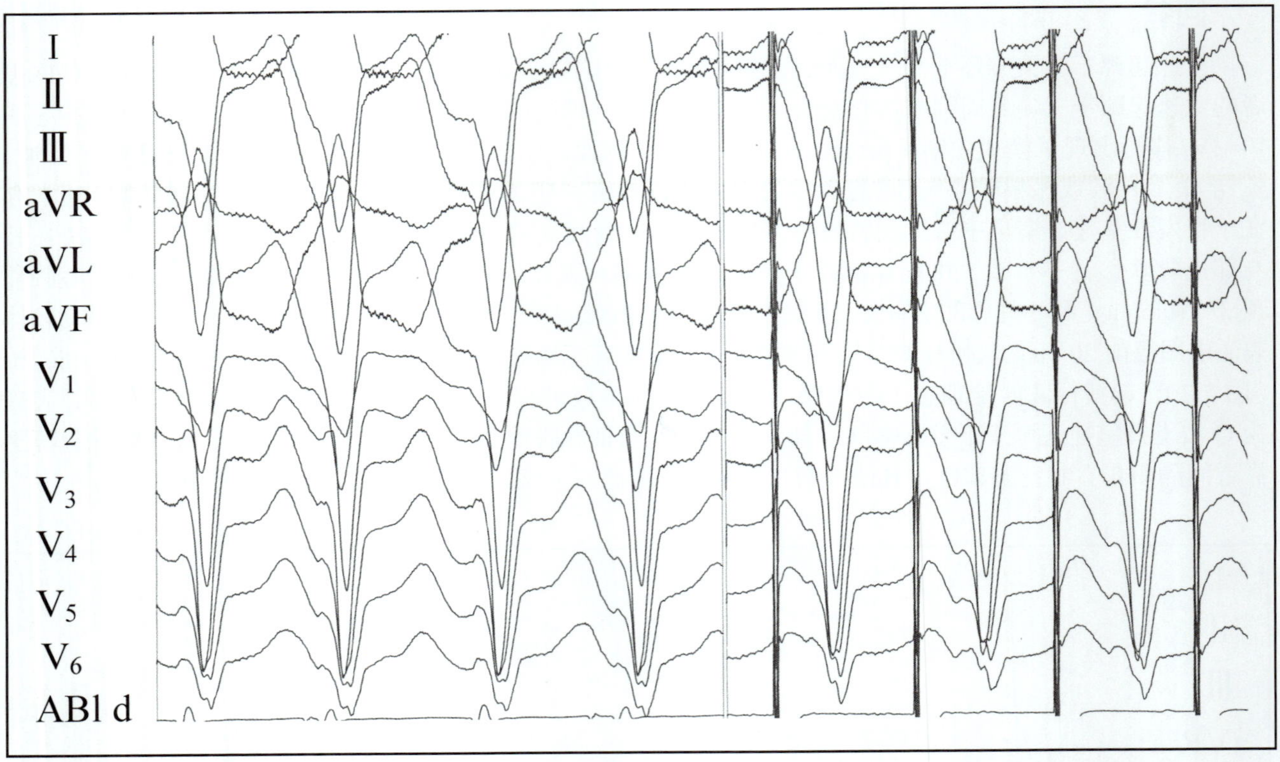

图 7.3　在此处起搏标测时 QRS 波形态与诱发室速时相似，S-QRS 间期 60 ms

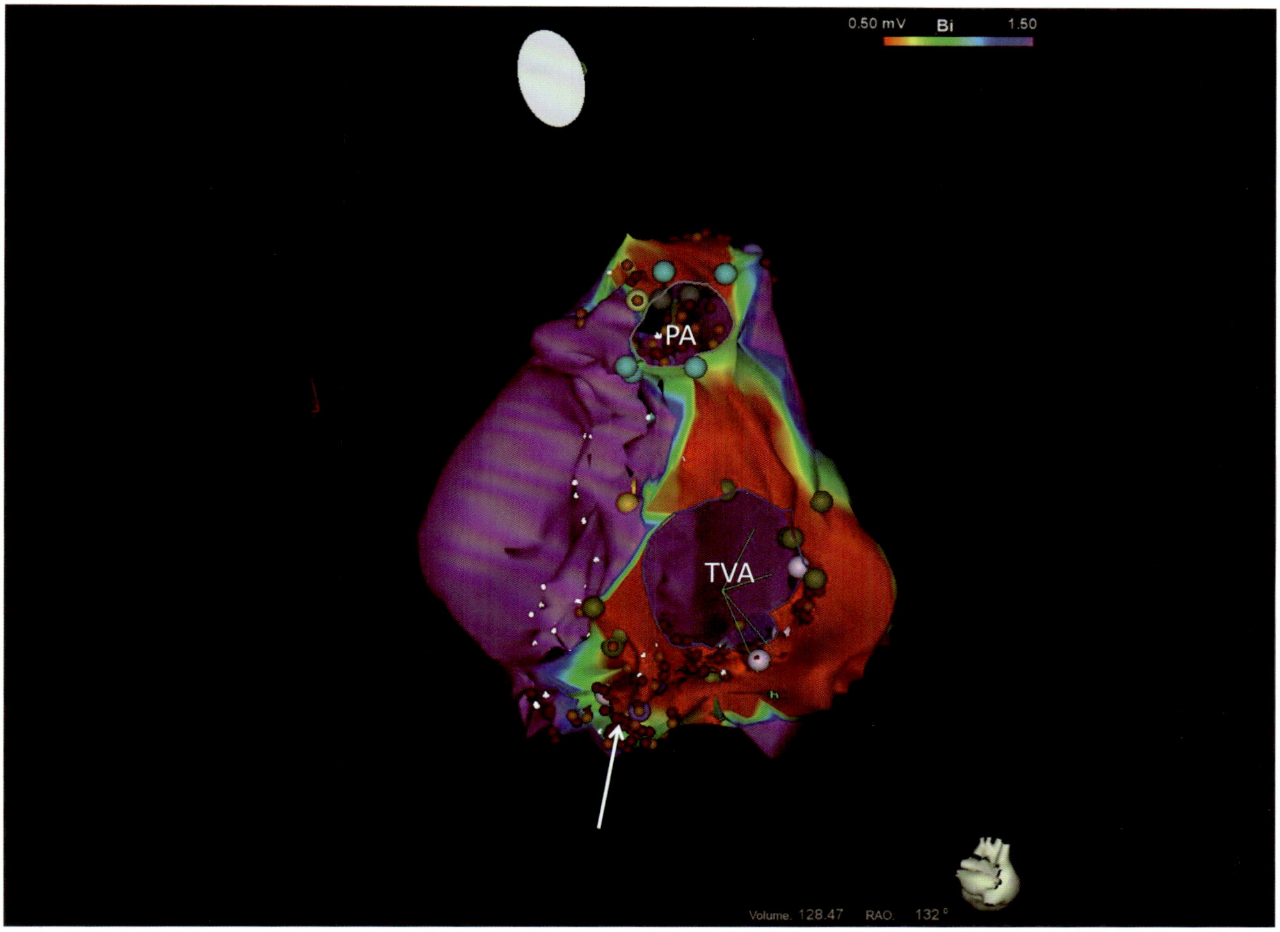

图 7.4 右心室后壁心室的双极电压图。图中标有三尖瓣环（TVA）和肺动脉（PA）瓣环。于三尖瓣环底部下壁的低电压区（箭头）进行起搏和消融（图 7.2 和图 7.3）

参考文献

1. Haqqani HM, Morton JB, Kalman JM. Using the 12-lead ECG to localize the origin of atrial and ventricular tachycardias: Part 2—ventricular tachycardia. *J Cardiovasc Electrophysiol*. 2009;20(7):825–832. PubMed PMID: 19302478.
2. Tada H, Tadokoro K, Ito S, et al. Idiopathic ventricular arrhythmias originating from the tricuspid annulus: Prevalence, electrocardiographic characteristics, and results of radiofrequency catheter ablation. *Heart Rhythm*. 2007;4(1):7–16. PubMed PMID: 17198982.

病例 8

临床病史

一名 58 岁女性，无既往病史，心脏结构正常，有漏斗胸病史，因频发室早、非持续性室速，为行消融治疗就诊。1 年前曾行室早消融术，手术不成功，手术 2 日后患者复发心悸。影像学检查未发现任何结构性心脏病依据。

问题

图 8.1 所示的短阵室速起源于何处？考虑到她先前的消融失败，如果难以断定室速起源，您将在哪里进行标测？

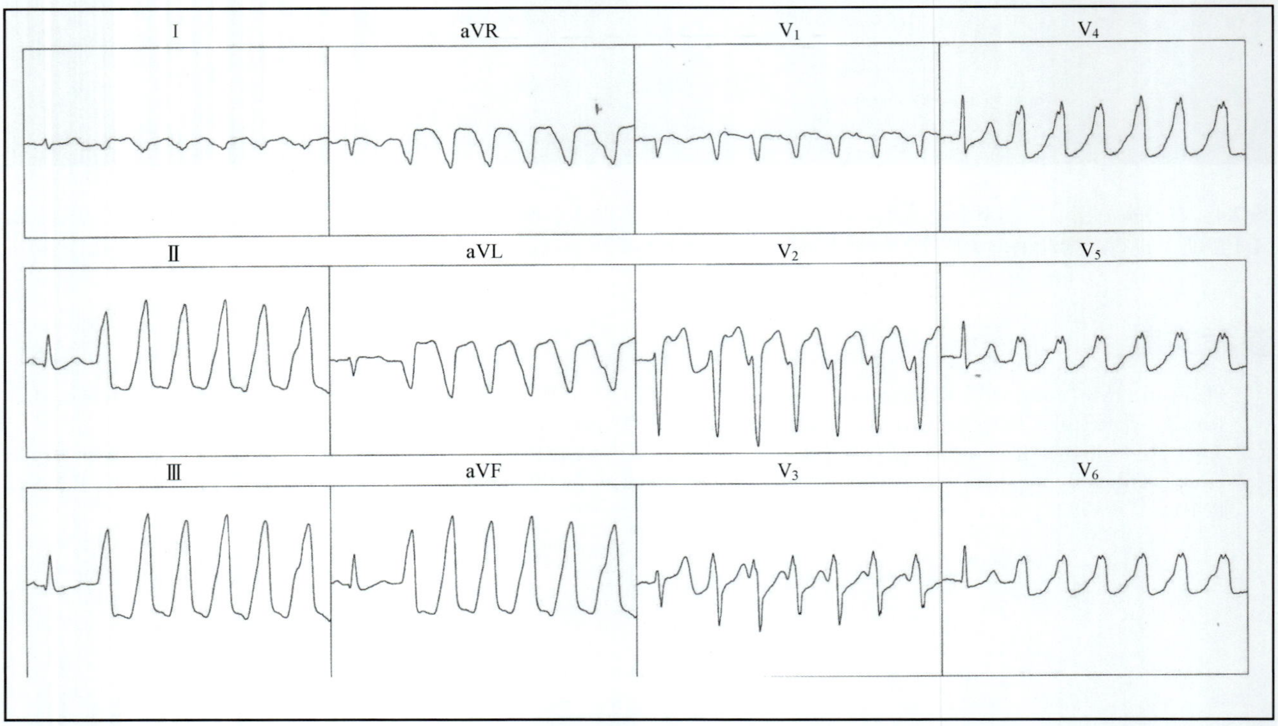

图 8.1 患者室早与室速的 12 导联心电图

回答

起源于前间隔侧右心室流出道（RVOT）。主要依据在于：Ⅰ导联中的负向 QRS 波提示前间隔起源，因为 RVOT 向左侧延伸，相对的后侧 RVOT 向右侧延伸（此处Ⅰ导联正向）。患者既往在 RVOT 进行的消融手术未成功，然而这并不能排除 RVOT 起源[1]。事实上，针对具有左束支传导阻滞（LBBB）合并电轴向下形态的 RVOT 样心律失常进行消融手术时，失败的首要原因主要在于 RVOT 内的起源被遗漏。消融失败的第二个最常见的原因是室速起源于壁内、肺动脉瓣上、主动脉根部，抑或是心外膜（最不常见的起源部位）。如果不能较为容易地确定 LBBB 合并电轴向下形态的 RVOT 样室性心律失常起源，则这些解剖部位需要进行详细标测。图 8.2 展示了这些不同的解剖部位，在这个病例中都进行了建模标测。

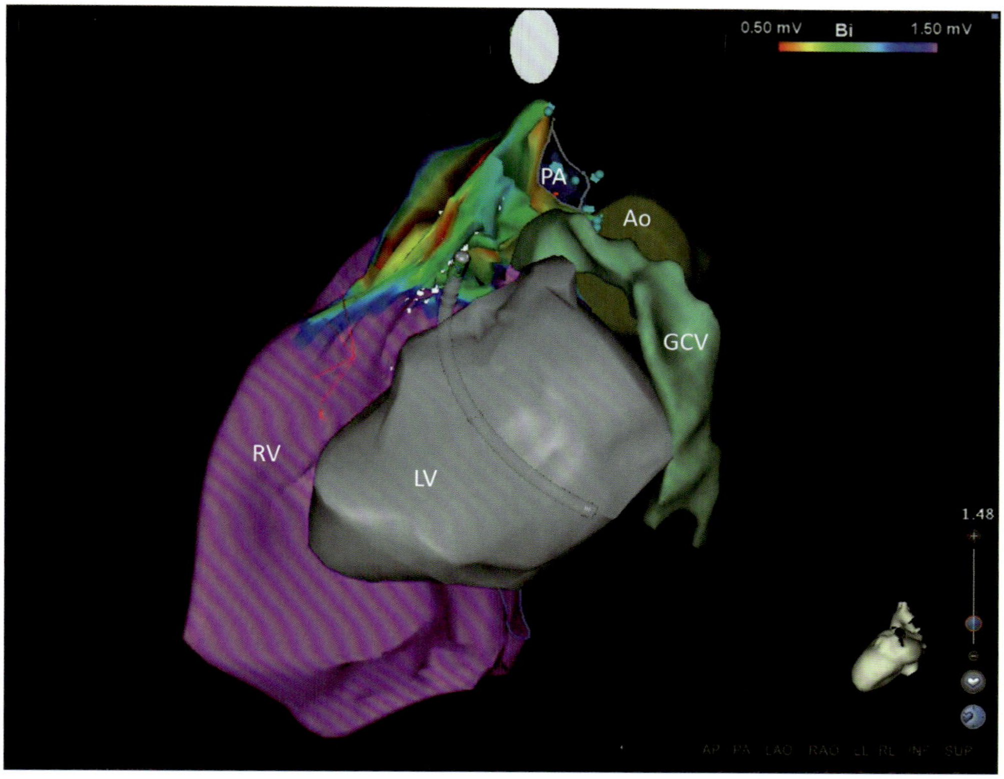

图 8.2 电压标测可见间隔部 RVOT；RVOT 接近肺动脉瓣区可见低电压区；低电压区可能与既往消融相关。棕色标志提示消融损伤，导管头端所在位置是成功消融靶点。左心室（LV）及右心室（RV）的轮廓，包括主动脉根部（AC），都是由二维超声轮廓进行三维重建形成的。心大静脉（GCV）是电解剖标测的一部分，是在标测冠状静脉系统的过程中重建的。Ao：主动脉

参考文献

1. Yokokawa M, Good E, Crawford T, et al. Reasons for failed ablation for idiopathic right ventricular outflow tract-like ventricular arrhythmias. *Heart Rhythm*. 2013;10(8):1101-8. PubMed PMID: 23702237.

病例 9

临床病史

一位 62 岁男性，既往冠状动脉造影结果正常，有主动脉瘤病史、行瓣上主动脉根部置换术（36 mm 移植物）。该患者左心室功能正常，MRI 提示心脏存在病变。此次因症状性室早就诊，自述 β 受体阻滞剂治疗效果不佳。室早负荷约 4%～8%。

问题

图 9.1 中室早起源于何处？在此处消融需要注意哪些问题？

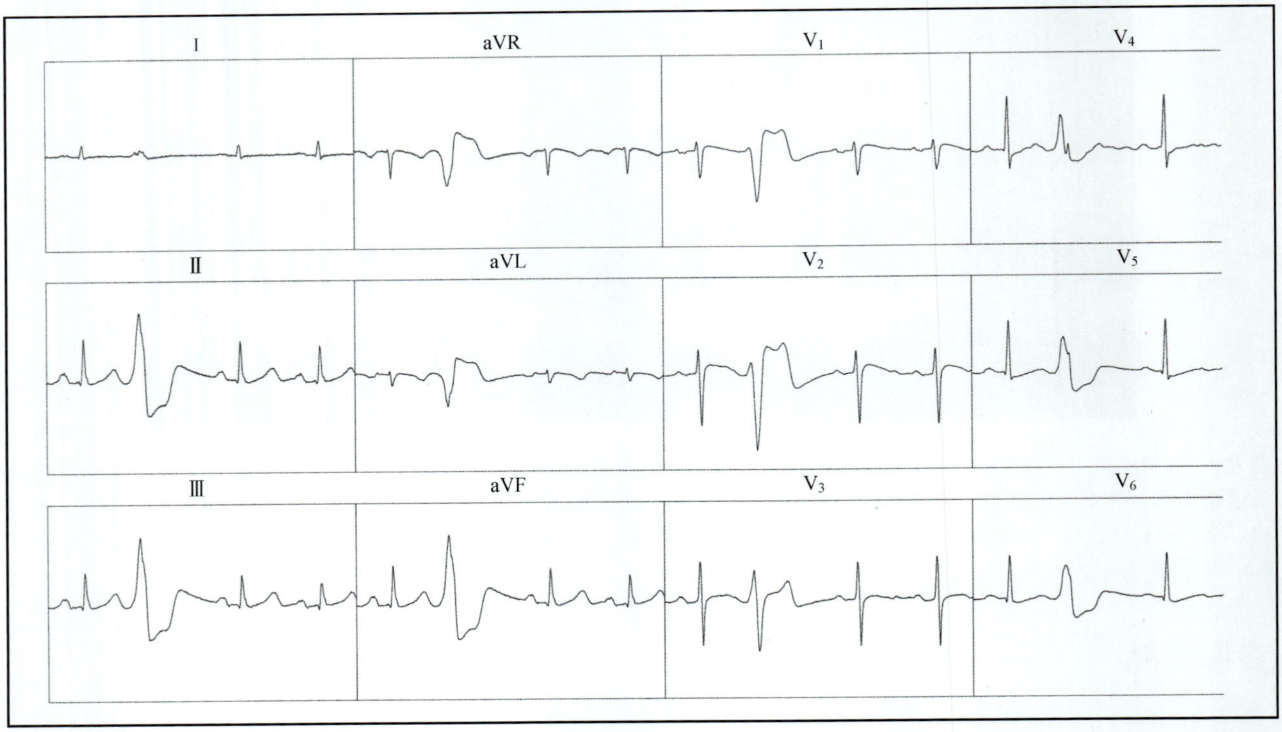

图 9.1 患者室早的 12 导联心电图

回答

起源于肺动脉（PA）。目前没有心电图特征能够清楚地区分室早来源于 PA 抑或是 RVOT。下壁导联振幅偏高是 PA 室早特征，然而这点帮助不大，因为并没有明确的界限用于区分两者。在 RVOT 远端、肺动脉瓣下进行起搏，常常可以重现此类室早形态，无论其来源于 PA 瓣上还是 PA 瓣下。因此，目前没有令人满意的心电图标准来区分室早来源于肺动脉还是 RVOT。Ⅰ导联出现 Q 波可能提示 PA 瓣上来源（提示更高、更靠左的起源位置），但此例患者不满足这一点。因此，针对具有左束支传导阻滞（LBBB）合并电轴向下形态的室早需要谨慎标测，从 PA 高处起始，逐步将导管拖入 RVOT，可以捕捉到 PA 瓣上室早。在 RVOT 激动的最早部位进行消融常常无效，并会引起复发。在消融 PA 瓣上时需要警惕损伤附近的左主干及前降支，因此降低消融功率尤为重要[1]。此例患者中，PA 瓣上可标测到提前 32 ms 的电位（图 9.2）。在窦性心律下消融导管头端记录到尖锐的心室电位，提示肌袖延伸至 PA 瓣上，类似于肺静脉肌袖形成的肺静脉电位。图 9.3 展示了导管在 PA 内，由腔内超声显示。

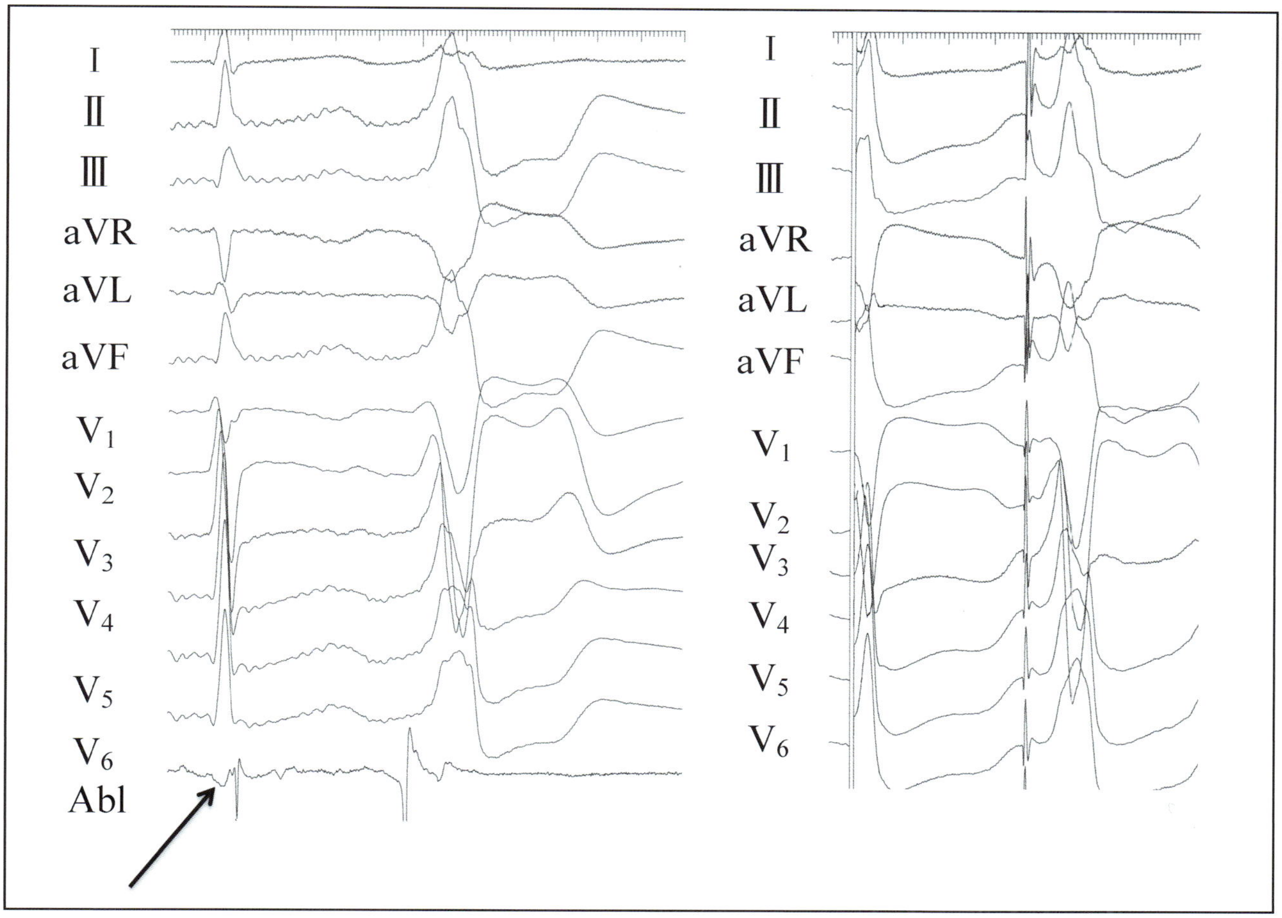

图 9.2 12 导联心电图以及室早起源处腔内图。左侧：室早时消融导管头端激动较体表 QRS 波提前 32 ms。注意在窦性心律下 Abl 尖锐的心室电位（箭头处）。这提示肌袖延伸至肺动脉瓣上，类似于肺静脉肌袖形成的肺静脉电位。右侧：与起搏部位的靶点室早形态相比，此处起搏标测形态相似，但不完全相同

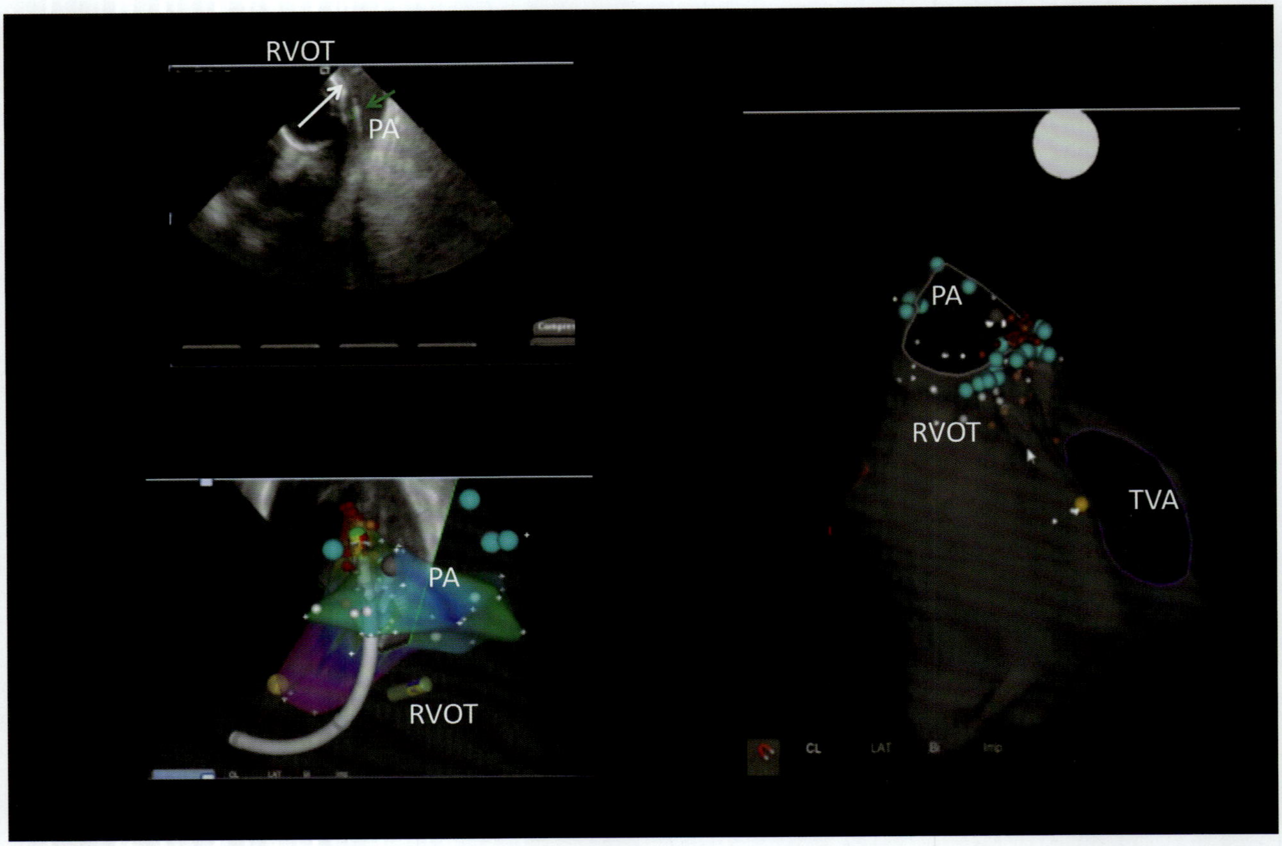

图 9.3 左上：腔内超声显示出 RVOT、肺动脉瓣层（白色箭头）以及消融导管位置（绿色图标及绿色箭头）处于 PA 瓣上。左下：激动标测图。蓝点提示肺动脉瓣位置。消融导管位置与左上图一致。左上二维腔内超声平面与左下三维重建所展示的角度一致。右侧：通过腔内超声轮廓对右心室进行三维重建（后前位），图中可见 RVOT、PA 以及三尖瓣环（TVA）。浅蓝色标记提示腔内超声确定的肺动脉瓣位置。红色标记提示消融位点

参考文献

1. Sekiguchi Y, Aonuma K, Takahashi A, et al. Electrocardiographic and electrophysiologic characteristics of ventricular tachycardia originating within the pulmonary artery. *J Am Coll Cardiol.* 2005;45(6):887–895. PubMed PMID: 15766825.

病例 10

临床病史

一例 78 岁老年女性曾因病态窦房结综合征（病窦）植入起搏器。她在 3 年前曾因二尖瓣脱垂伴重度反流行二尖瓣修复术。患者因反复心悸伴晕厥先兆就诊。程控起搏器可见周长 260 ms 的高室率事件，最长持续 15 次心搏。超声心动图示左心室射血分数 45% 伴广泛收缩减弱。同位素心肌负荷实验未见明显缺血。12 导联 Holter 可见如下心律（图 10.1）。图 10.2 展示了将超声心动探头放入右心室流出道（RVOT）后获得的腔内超声图。第一张图展示的是左心室间隔及心尖，第二和第三张图则是将导管顺时针转动后获得的图像。

问题

图 10.1 中的室速来源于何处？

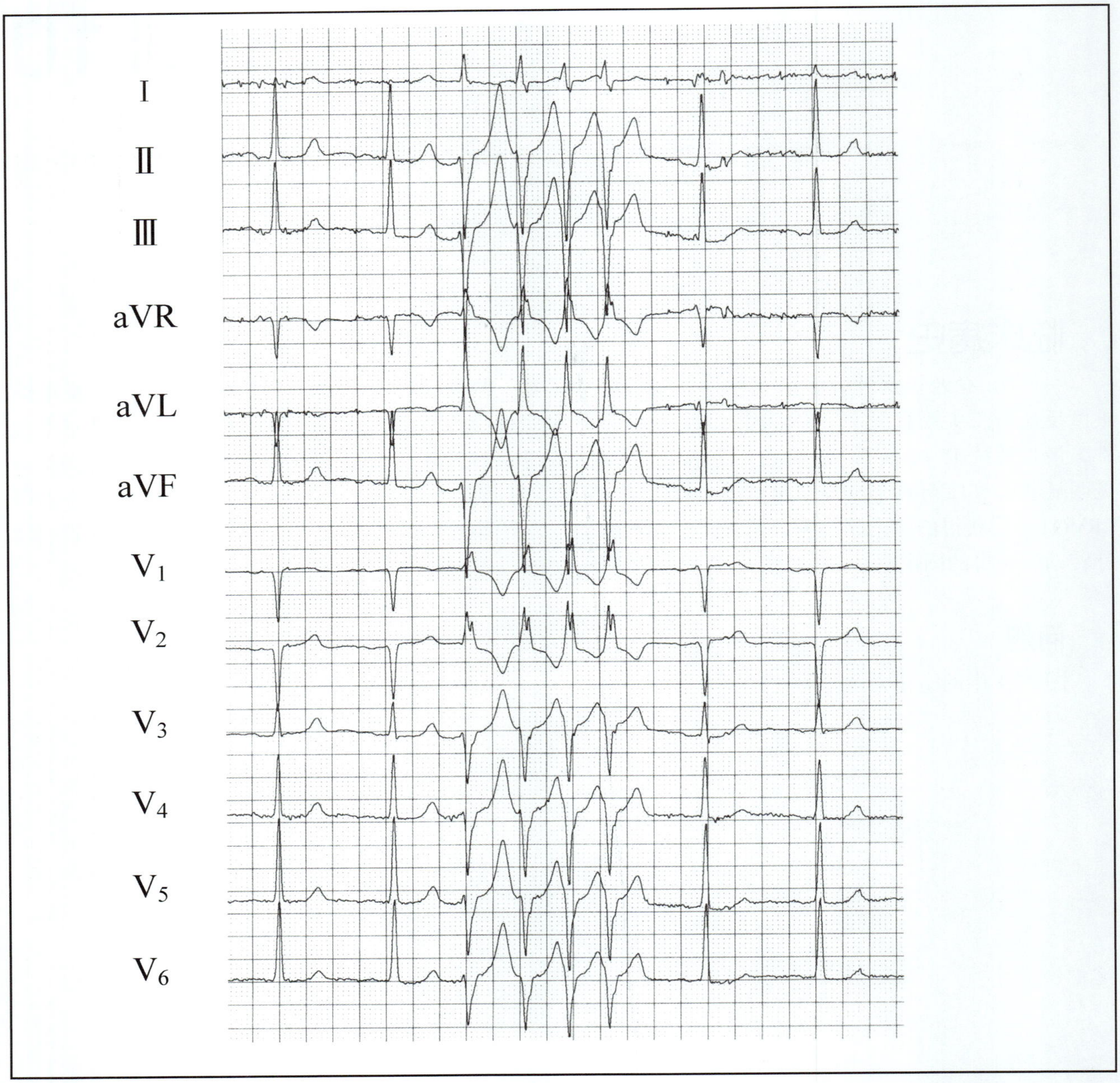

图 10.1 患者 Holter 记录中的 12 导联心电图

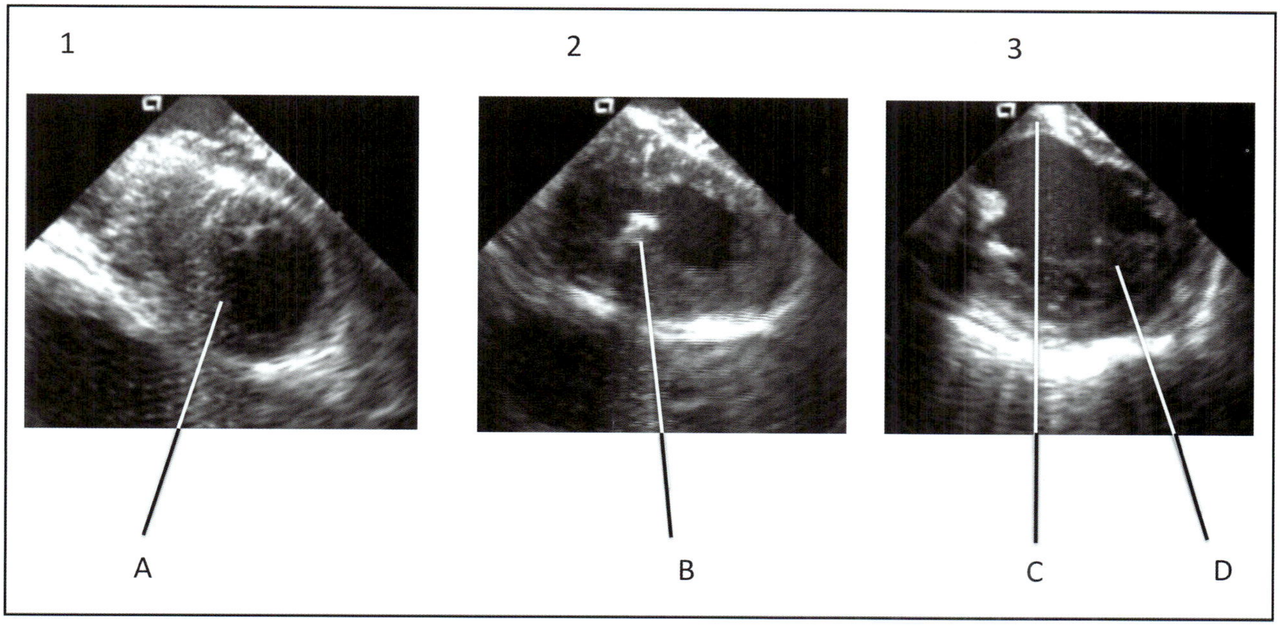

图 10.2 将心腔内超声放入 RVOT 后获得的三张心室短轴超声图。左侧：间隔旁短轴；中间：后组乳头肌体部（可见头端钙化）；右侧：左心室基底部以及前组乳头肌

回答

室速来源于左后分支（A 点）。A 点展示的是左心室后间隔，心电图中可见窄 QRS 波以及典型的左后分支室速表现[1-2]。消融左后分支终止了患者的室速。来自于后组乳头肌（B 点）的心律失常通常 QRS 波较宽（平均 QRS 波宽度 150 ms），而束支来源室速的 QRS 波则较窄（平均 QRS 波宽度 127 ms）[1]。这个案例中，QRS 波宽度 120 ms。另外，左后分支室速在 Ⅰ、aVL 导联存在 q 波，这些 q 波通常在乳头肌室速中不常见。C 点在左心室基底部，QRS 波常较宽且前壁导联正向。D 点在前组乳头肌，来源于此处的室速则呈现向下的电轴。

参考文献

1. Good E, Desjardins B, Jongnarangsin K, et al. Ventricular arrhythmias originating from a papillary muscle in patients without prior infarction: A comparison with fascicular arrhythmias. *Heart Rhythm*. 2008;5:1530–1537.
2. Al'Aref SJ, Ip JE, Markowitz SM, et al. Differentiation of papillary muscle from fascicular and mitral annular ventricular arrhythmias in patients with and without structural heart disease. *Circ Arrhythm Electrophysiol*. 2015;8:616–624.

（卫 越 译 凌天佑 校）

病例 11

临床病史

40 岁女性患者，多年前心肌梗死病史，ICD 植入术后。本次因反复室速发作入院，射血分数 25% 伴心尖室壁瘤。尽管使用了美西律和胺碘酮治疗，仍反复发作单形性室速。

问题

图 11.1 是诱发的一段 12 导联心电图记录的心律失常。室速起源于哪个部位？

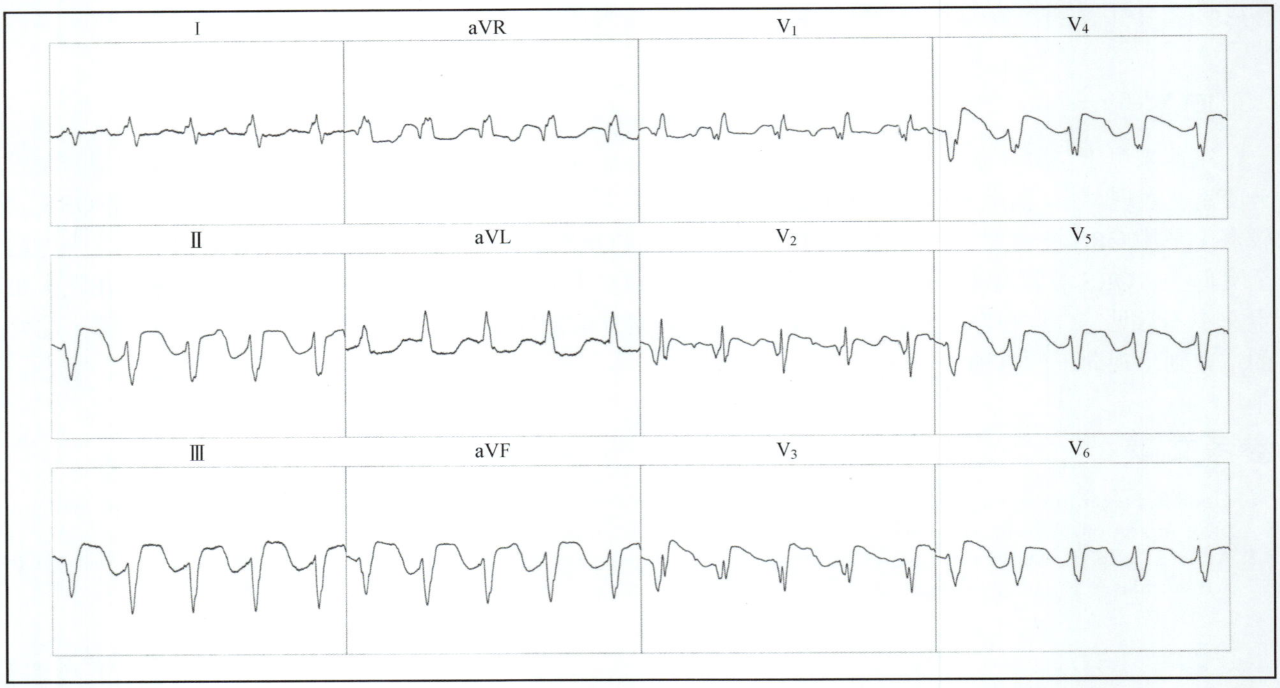

图 11.1 患者室速时的 12 导联心电图

回答

这是一个来自于左后分支区域瘢痕组织内的分支型室速。它的折返环涉及心肌瘢痕和分支传导系统，所以它的形态与左心室特发性分支室速不同。具体表现在：rsR’形态和窄 QRS 波，V_3 和 V_4 导联 R/S 移行，Ⅰ导联和 aVL 导联存在分离的 q 波。浦肯野纤维位于间隔瘢痕中，QRS 波的形态受到瘢痕位置的影响：V_1 和 V_2 导联存在 q 波提示间隔来源；下壁导联缺乏病理性 Q 波，提示这个患者不存在下壁瘢痕。在许多心肌梗死后分支室速的患者中，下壁存在瘢痕灶。因此在这些患者中下壁导联有 Q 波，比如在参考文献 1 提供的病例中[1]。QRS 波相对较窄，是心肌梗死后分支室速的一个线索[1]。肌层内来源的室速也有可能比心肌梗死后心内膜来源的室速 QRS 波窄。电轴左偏表明后分支区域来源，室速最后在一个窦性心律及室速心律下均有浦肯野电位的部位被消融（图 11.2 和图 11.3），在该处起搏标测虽然不是最理想的但仍可匹配。

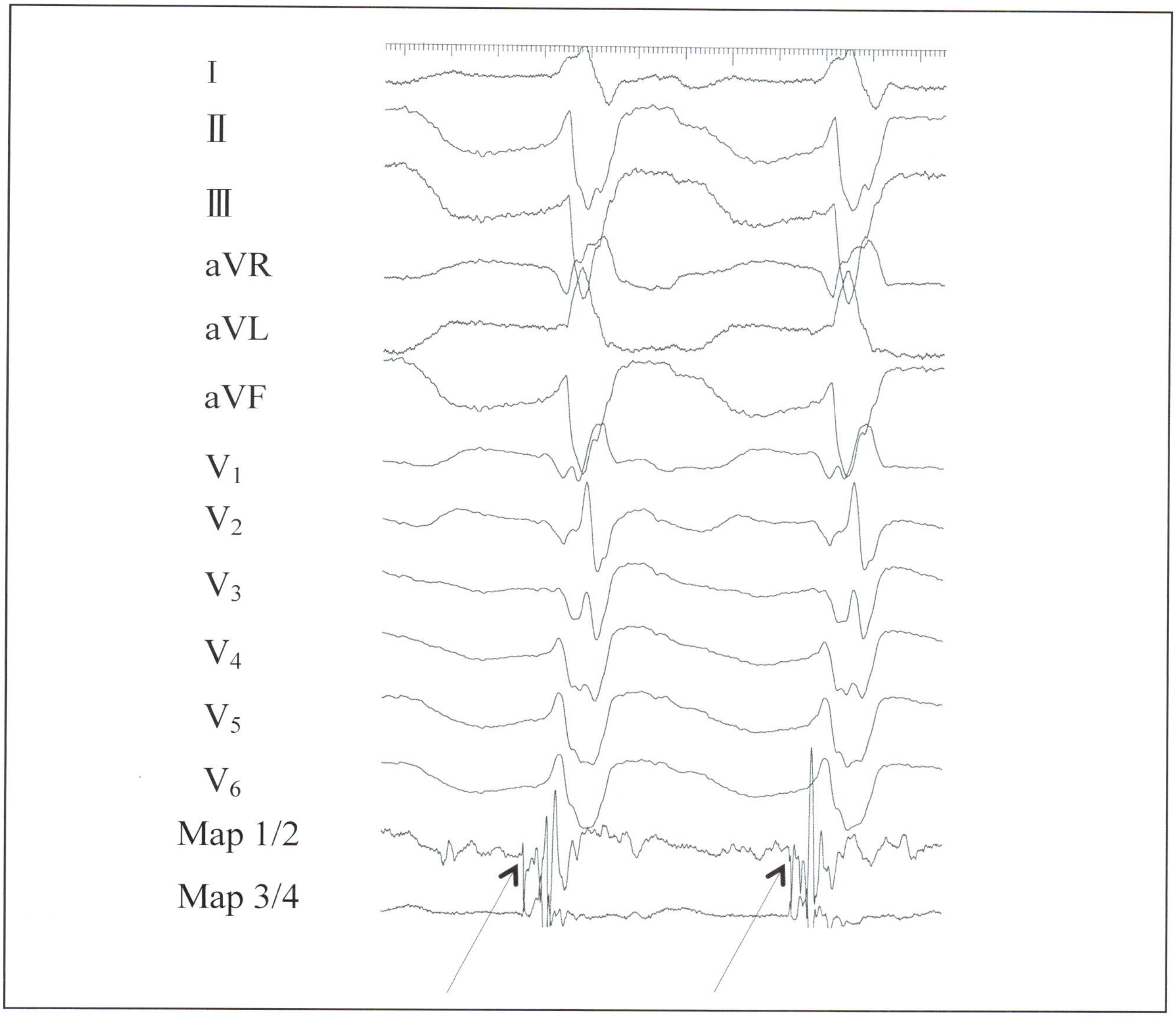

图 11.2 腔内电图显示在窦性心律下记录到浦肯野电位的位置，在该位置室速于窦性心律下被成功消融（箭头所示位置）

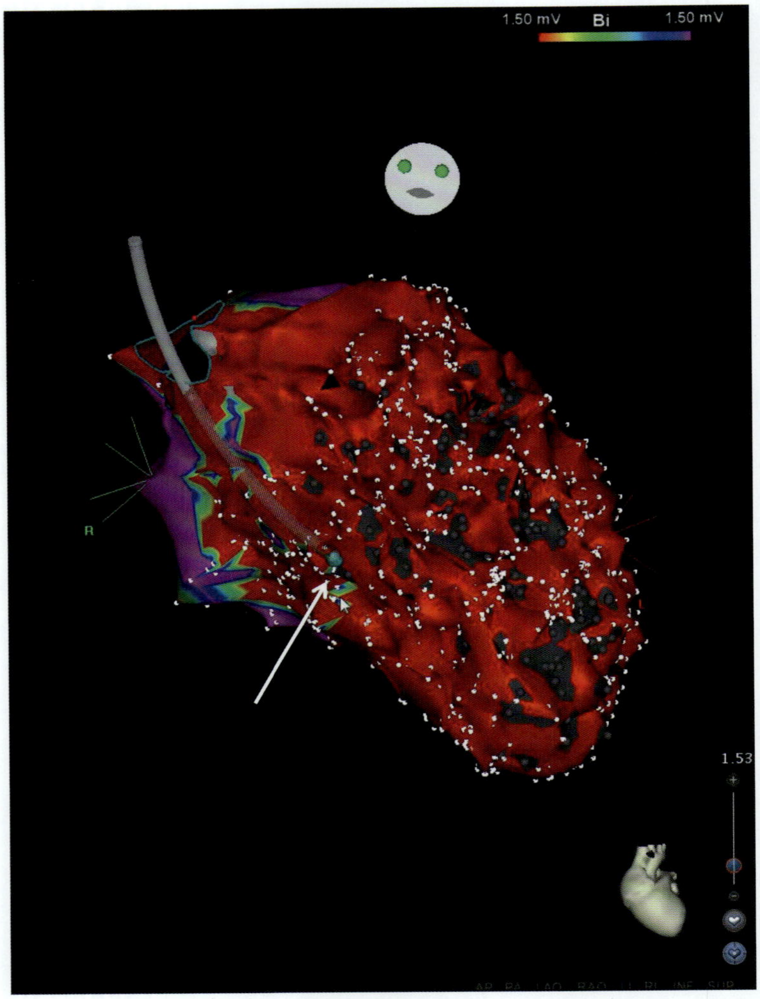

图 11.3 左心室电压图显示了前间隔巨大的瘢痕灶，以及在瘢痕灶内消融导管头端贴靠处所记录到的图 11.2 中的电图（蓝点标记），消融在此处进行（箭头所示位置）

参考文献

1. Yoshida K, Yokokawa M, Desjardins B, et al. Septal involvement in patients with post-infarction ventricular tachycardia: Implications for mapping and radiofrequency ablation. *J Am Coll Cardiol*. 2011;58:2491–2500.

病例 12

临床病史

67 岁女性患者，因反复室速和多次失败的消融而入院。患者被诊断为致心律失常性右心室心肌病。在 ICD 植入术后，患者已因反复发作室速接受心内膜 / 心外膜室速消融。

问题

图 12.1 是诱发的一段心律失常心电图记录。室速起源于哪个部位？

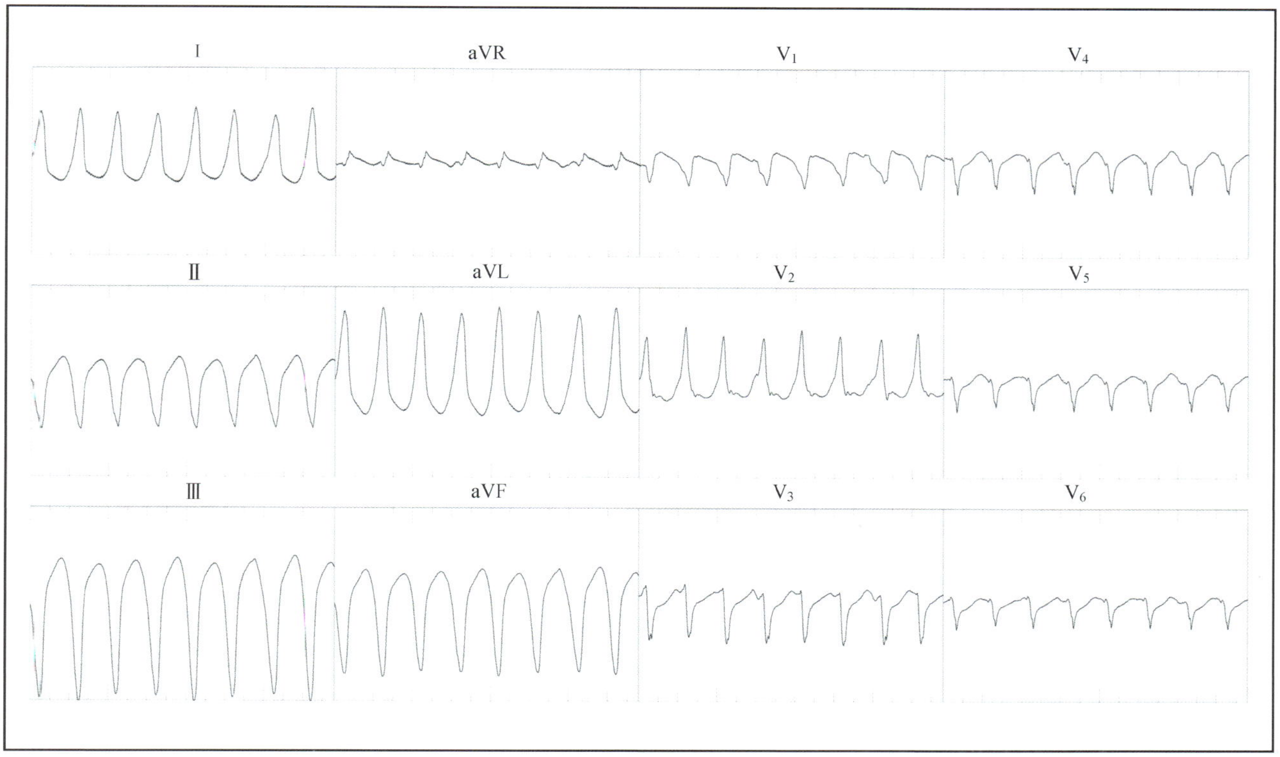

图 12.1 患者室速时的 12 导联心电图

回答

这是一个基底部低位间隔心外膜来源的室速。V_1 导联 QS 波突然转化为 V_2 导联的 Rs 波，并从 V_3 导联开始变为 rS 波。“模式中断（pattern break）”这个词被用来描述这个现象[1]。通过起搏标测匹配，室速被标测定位于低位间隔心外膜侧（图 12.2），并在此处通过消融消除了室速（图 12.3）。

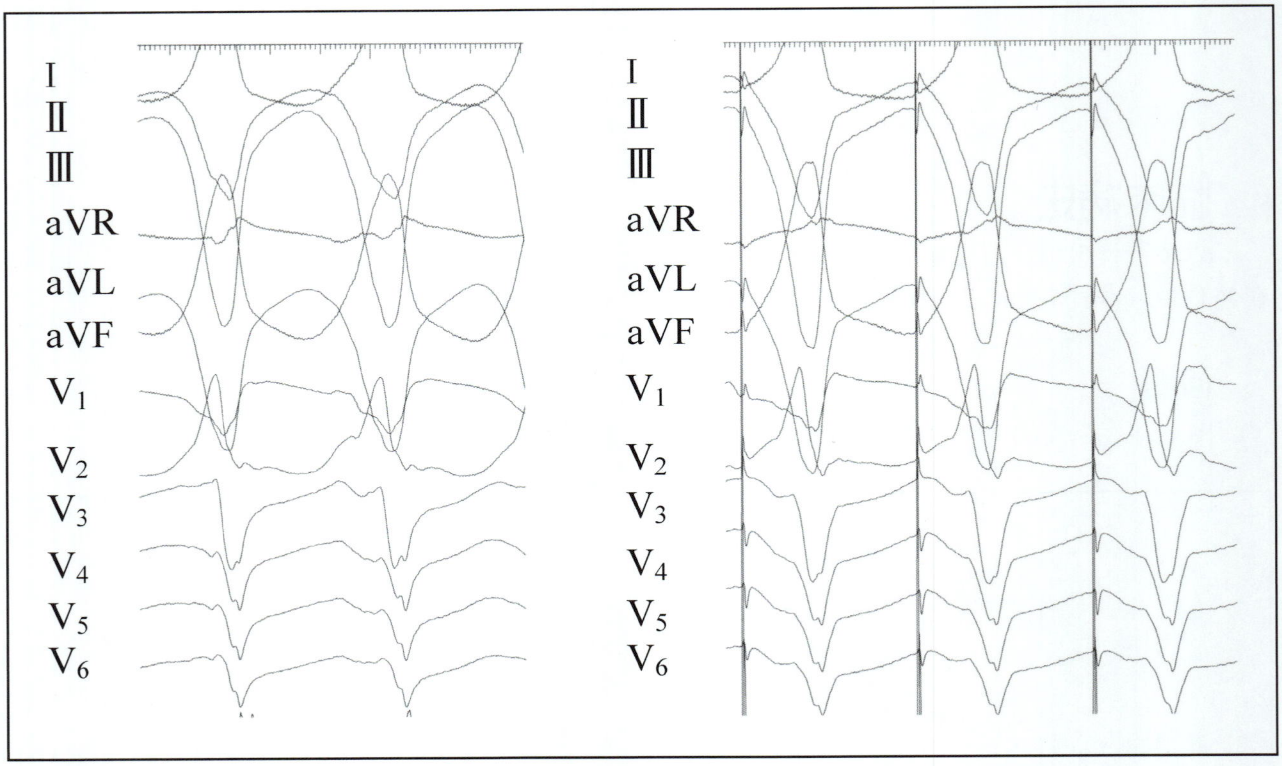

图 12.2 在低位间隔心外膜侧（右图）行起搏标测，与诱发的室速（左图）匹配

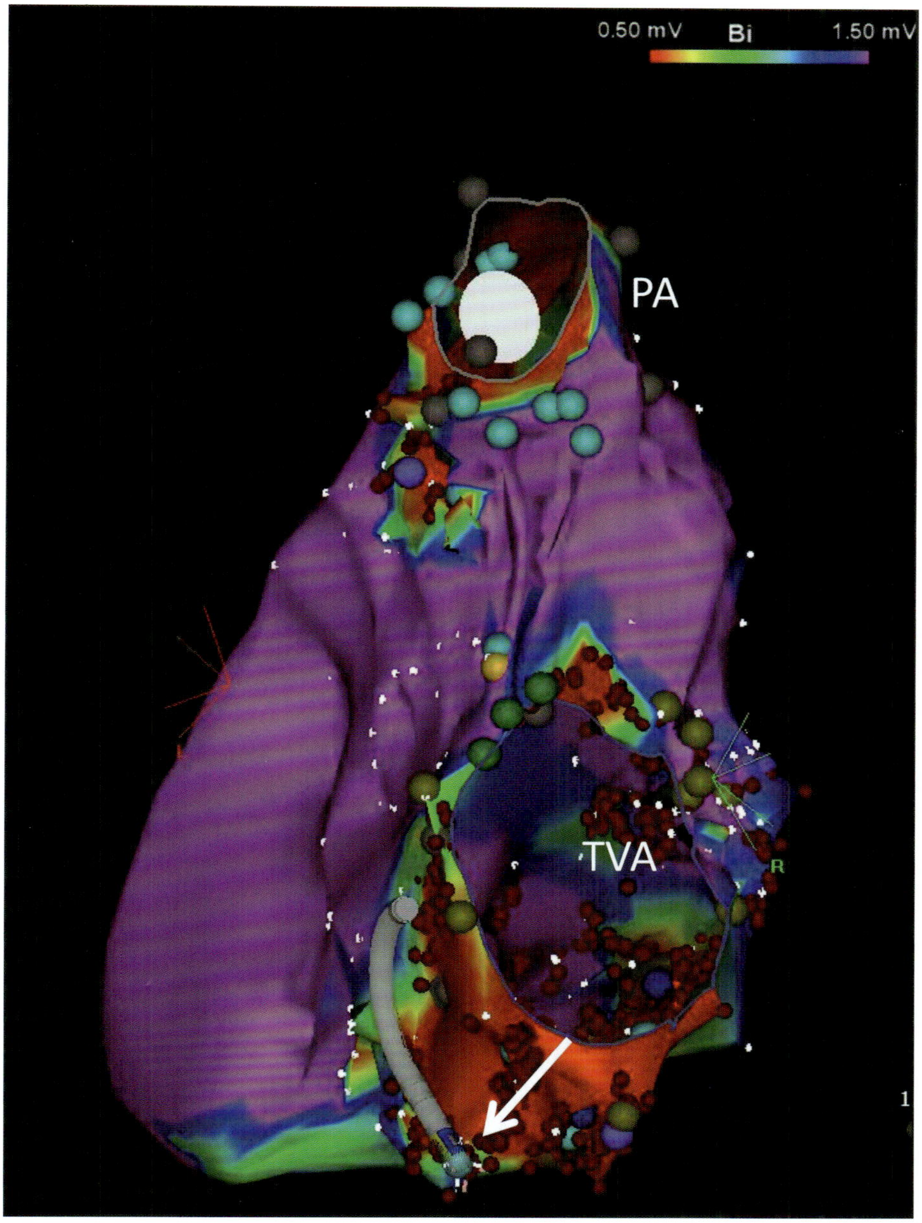

图 12.3 右心室后壁的电压图。图中显示了基底下部瘢痕，及导管头端位于消融有效的部位（白色箭头），导管头端记录到的电位图在图 12.2 中。图中标示了肺动脉（PA）及三尖瓣环（TVA）

参考文献

1. Haqqani HM, Morton JB, Kalman JM. Using the 12-lead ECG to localize the origin of atrial and ventricular tachycardias: Part 2—ventricular tachycardia. *J Cardiovasc Electrophysiol.* 2009;20:825–832.

病例 13

临床病史

68 岁男性，射血分数 55%，轻度左心室扩张（左心室舒张末期内径 58 mm）。该患者在做肠镜时发现无症状的室早。随后完善了心脏磁共振检查，未发现延迟增强。两次 Holter 显示室早负荷分别为 16.4% 和 6.9%。该患者被建议行导管消融术。

问题

图 13.1 显示了两种不同形态的二联室早。它们起源于哪个部位？

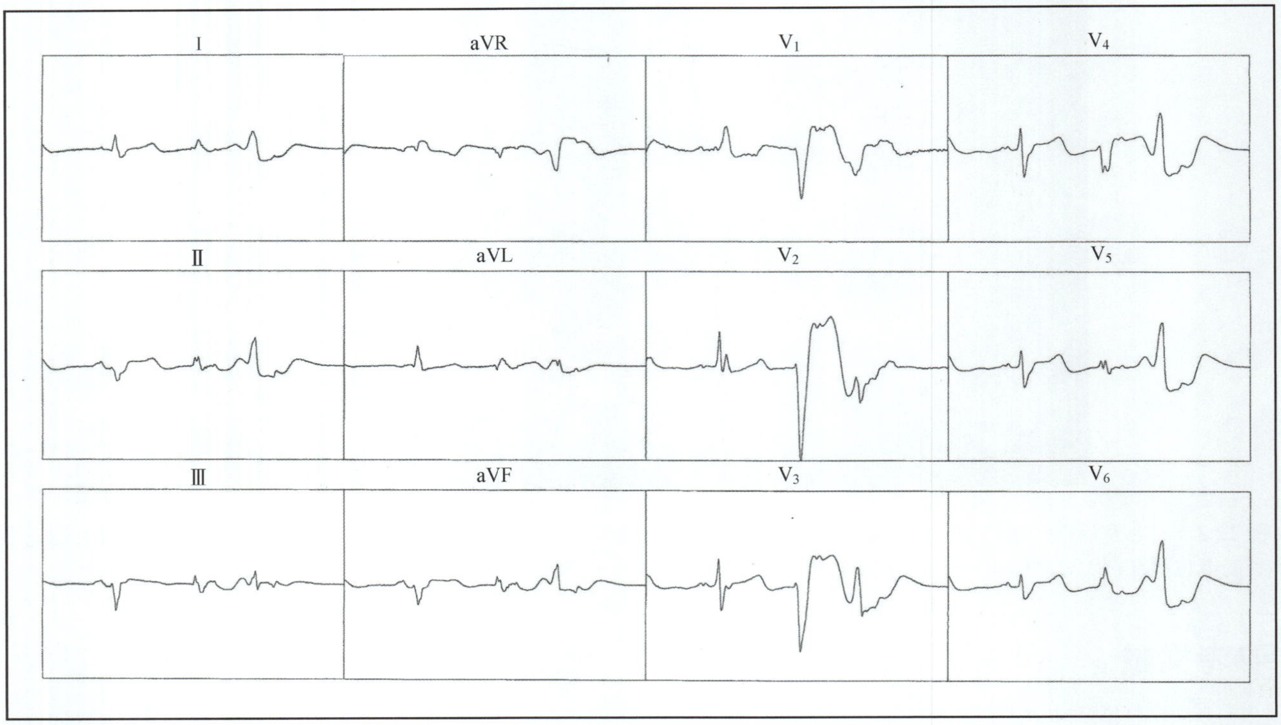

图 13.1 二联室早的 12 导联心电图

回答

第一种形态的室早来自于调节束及前组乳头肌插入点，在此处我们得到最好的起搏标测。窦性心律时该患者呈完全性右束支传导阻滞。在希氏束远端 2 cm 处中间隔位置我们本期望记录到右束支电位的地方，记录到一个非常尖锐的电位，提前于室早但在窦性心律时不提前（−35 ms，图 13.2 和图 13.3）。在此处起搏标测并不理想，提示此处心肌夺获（即使用低起搏能量，QSR 波形态亦无改变）。在此处消融消除了室早。记录到的浦肯野电位很可能反映了浦肯野纤维通过高自律性或触发机制产生了室早。由于完全性右束支传导阻滞，没有浦肯野电位或分支电位在窦性心律时被记录到。进一步支持分支或浦肯野纤维来源的室早证据包括 QRS 起始段激动较快及典型的完全性左束支传导阻滞形态。较晚的移行提示右心室来源。第二种形态室早与第一种形态室早关联，在第一种室早消除后很少出现。在第一种室早被消融后，第二种室早以单个室早散发。不幸的是该室早定位位置与希氏束接近，难以消融。支持它是希氏束旁室早的依据包括：V_1 导联中 Q 波，Ⅰ导联中 R 波较高，以及 aVL 导联中的正向 QRS 波[1-2]。

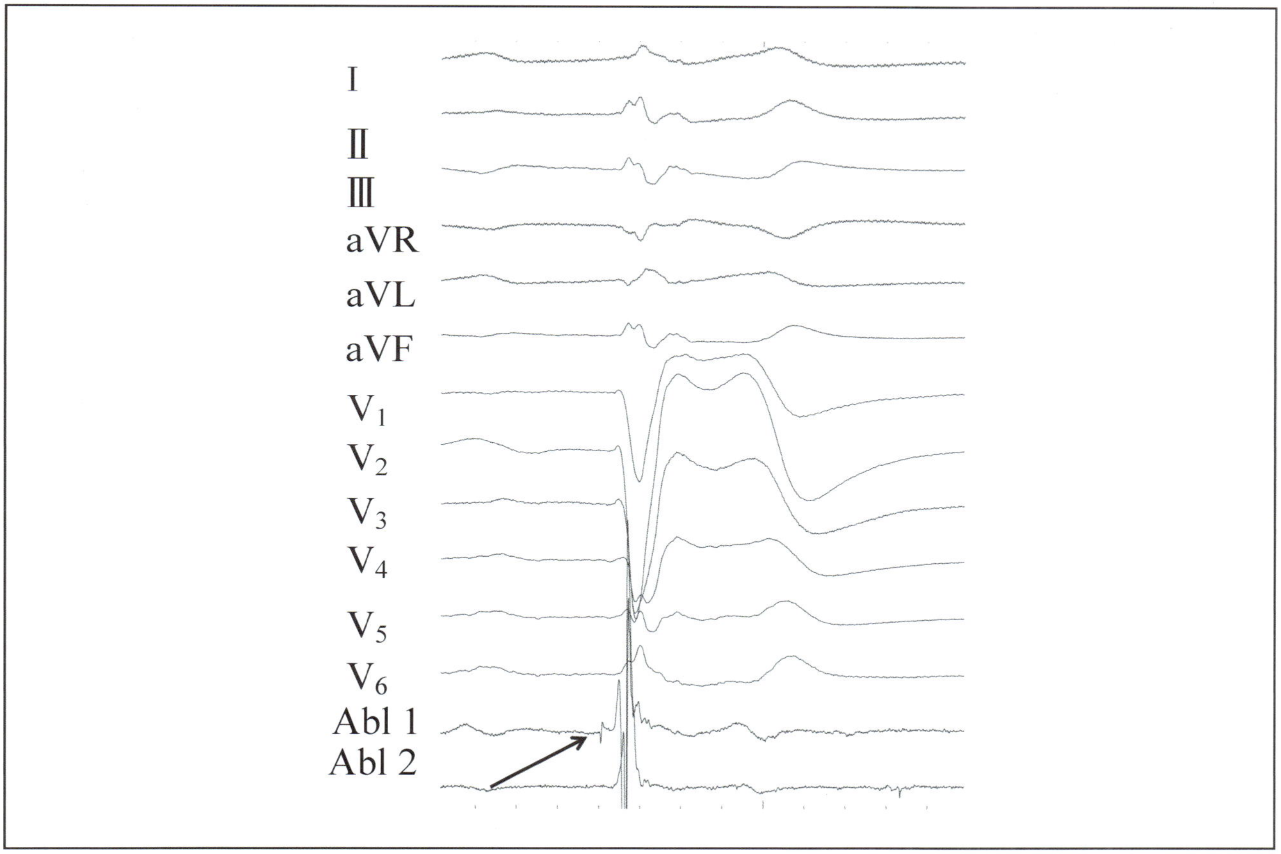

图 13.2 第一种形态室早起源部位的电图。浦肯野电位（箭头）表明特殊的传导系统活动参与了室早，在该处消融由于导管的稳定性差并不成功。在稍远处，室早被消融掉

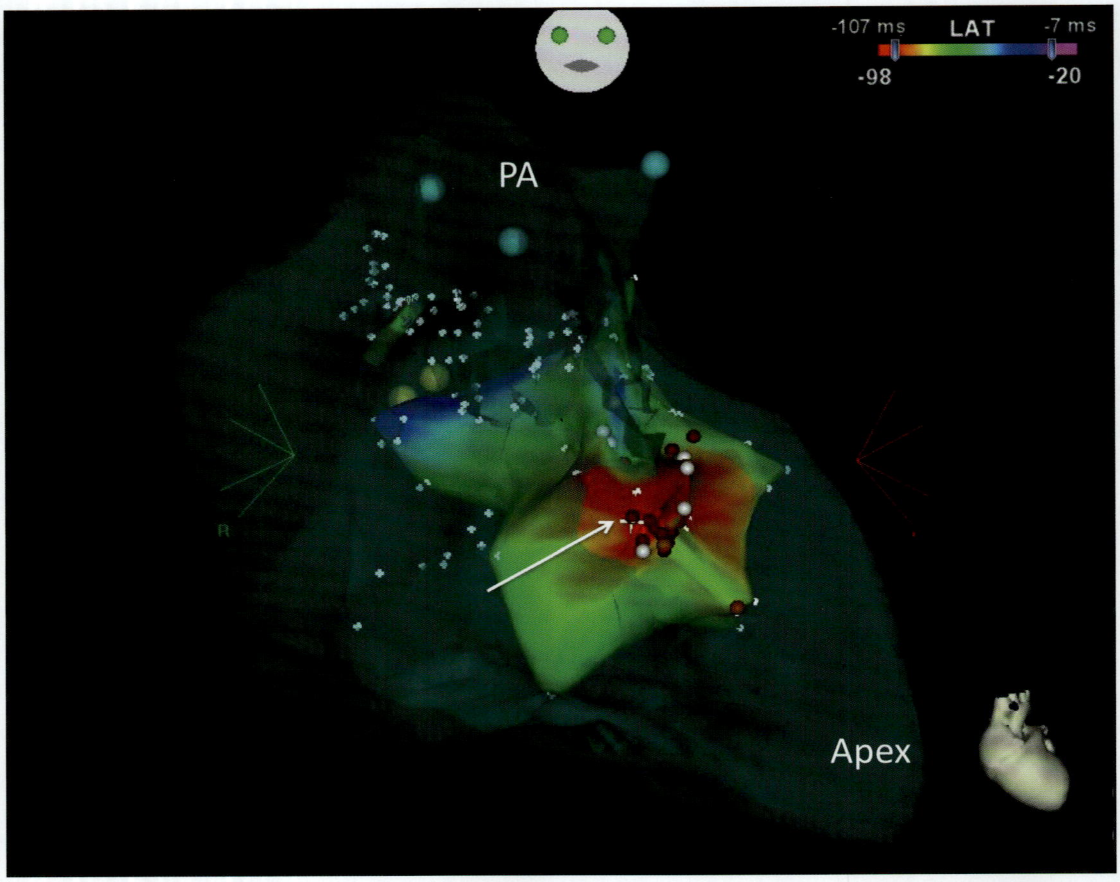

图 13.3 从前后位观右心室激动图和三维超声心动图重建的右心室腔体融合图（浅绿色），肺动脉（PA）及右心室心尖部（Apex）被标注。激动图上的箭头标示室早起源（见图 13.2）

参考文献

1. Yamauchi Y, Aonuma K, Takahashi A, et al. Electrocardiographic characteristics of repetitive monomorphic right ventricular tachycardia originating near the his-bundle. *J Cardiovasc Electrophysiol*. 2005;16:1041–1048.
2. Tada H, Tadokoro K, Ito S, et al. Idiopathic ventricular arrhythmias originating from the tricuspid annulus: Prevalence, electrocardiographic characteristics, and results of radiofrequency catheter ablation. *Heart Rhythm*. 2007;4:7–16.

病例 14

临床病史

58 岁女性，在 2007 年经历过心搏骤停后被诊断为缺血性心肌病。她的射血分数为 40%，并植入 ICD 及再同步化治疗起搏器，她的病史包括频发的室早和多发性硬化。多次 Holter 显示室早负荷在 18% 至 35% 之间，美西律不能控制。心脏磁共振成像未显示明确的延迟增强。

问题

图 14.1 显示了室早的 12 导联心电图。室早起源于哪个部位？

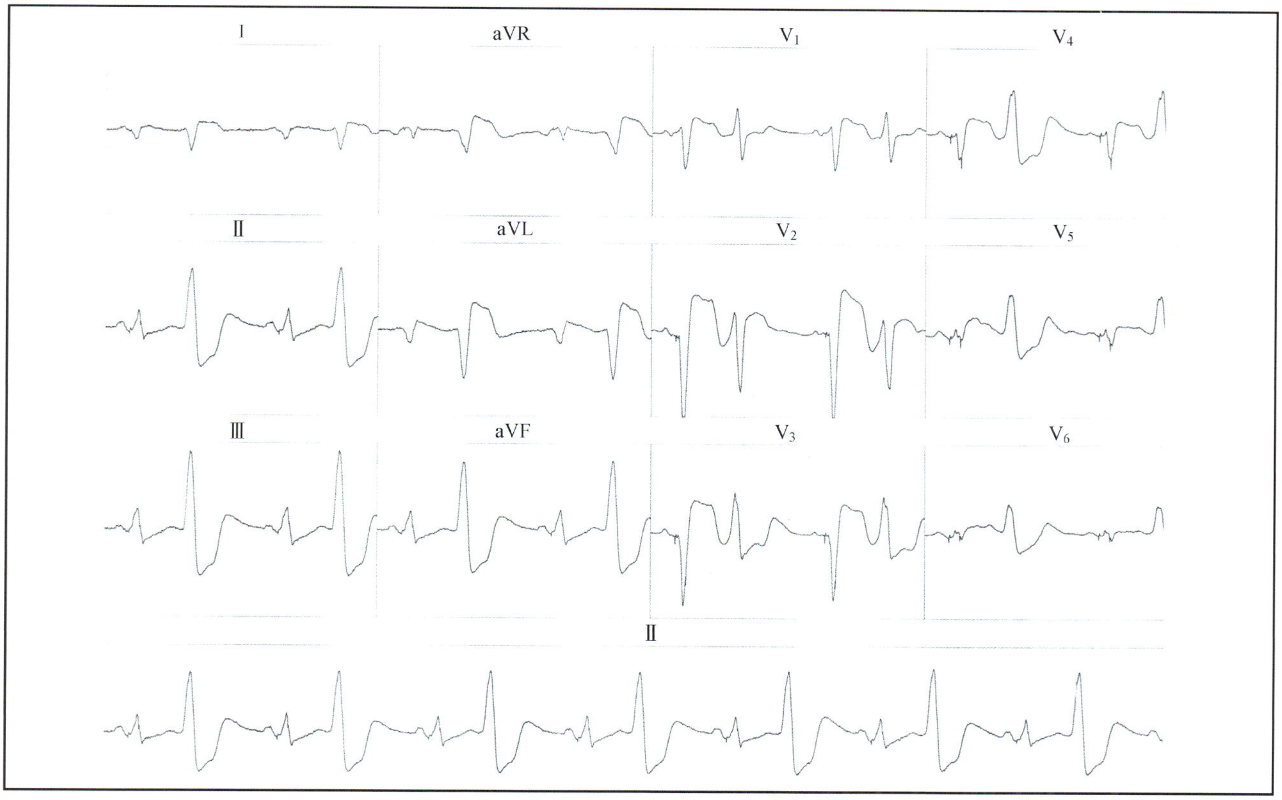

图 14.1 12 导联心电图所记录到的室早二联律

回答

室早来源于左心室流出道及右心室流出道之间的高位间隔肌壁内。并没有诊断肌壁内来源心律失常的 ECG 标准。对间隔肌壁内的病灶消融是困难但可行的[1]。通常，在长时间非有效标测过后，会做出肌壁内来源的诊断。如果室早可以通过在冠状窦远端注射冷盐水（图 14.2）暂时抑制，那么可以证实为肌壁内来源[2]。其他提示包括在较早激动处起搏标测匹配度不够，或联合起搏标测比单部位起搏标测更好[3]。根据形态，心外膜起源也应列入鉴别诊断：V_1、V_2 导联较宽的 R 波并伴随相当大的 S 波，Ⅰ导联中 Q 波。然而，前室间静脉的最早激动提前－20 ms，与左心室流出道、右心室流出道心内膜最早激动差不多（图 14.3）。这些位置的起搏标测均不理想，提示起源于组织深部。射频能量从左心室心内膜侧释放以后（仅放电几次后）消除了室早。在右心室流出道及冠状静脉系统（心大静脉）内也做了消融尝试（图 14.4）。

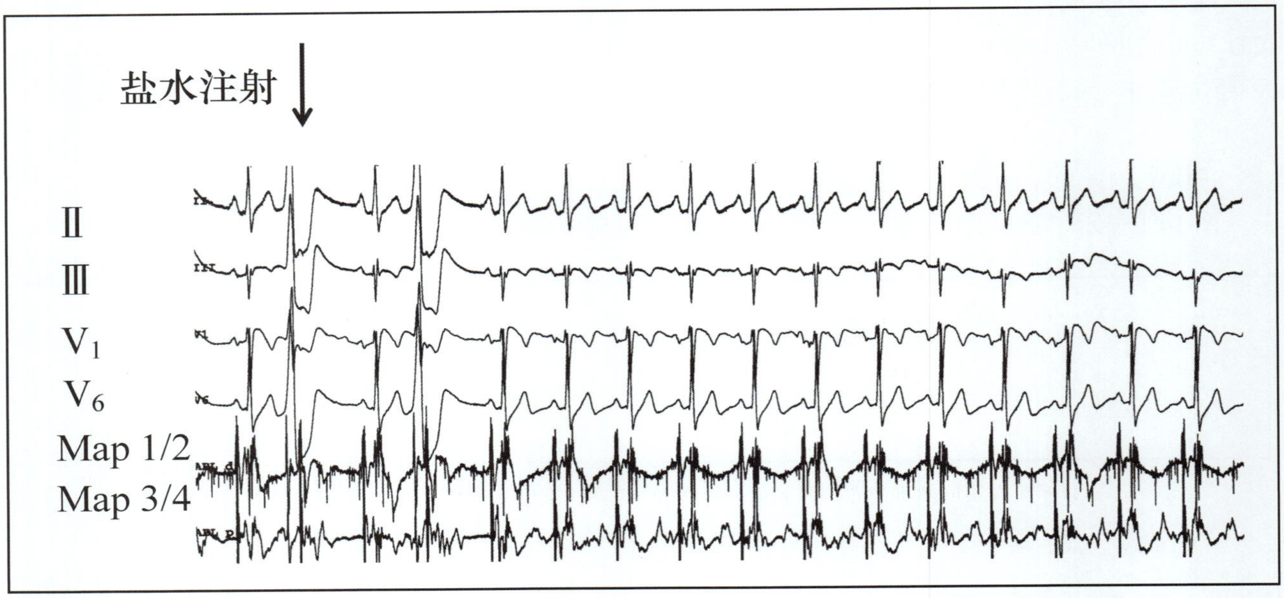

图 14.2 显示了通过灌注消融导管在心大静脉远端注射冷盐水后室早被抑制

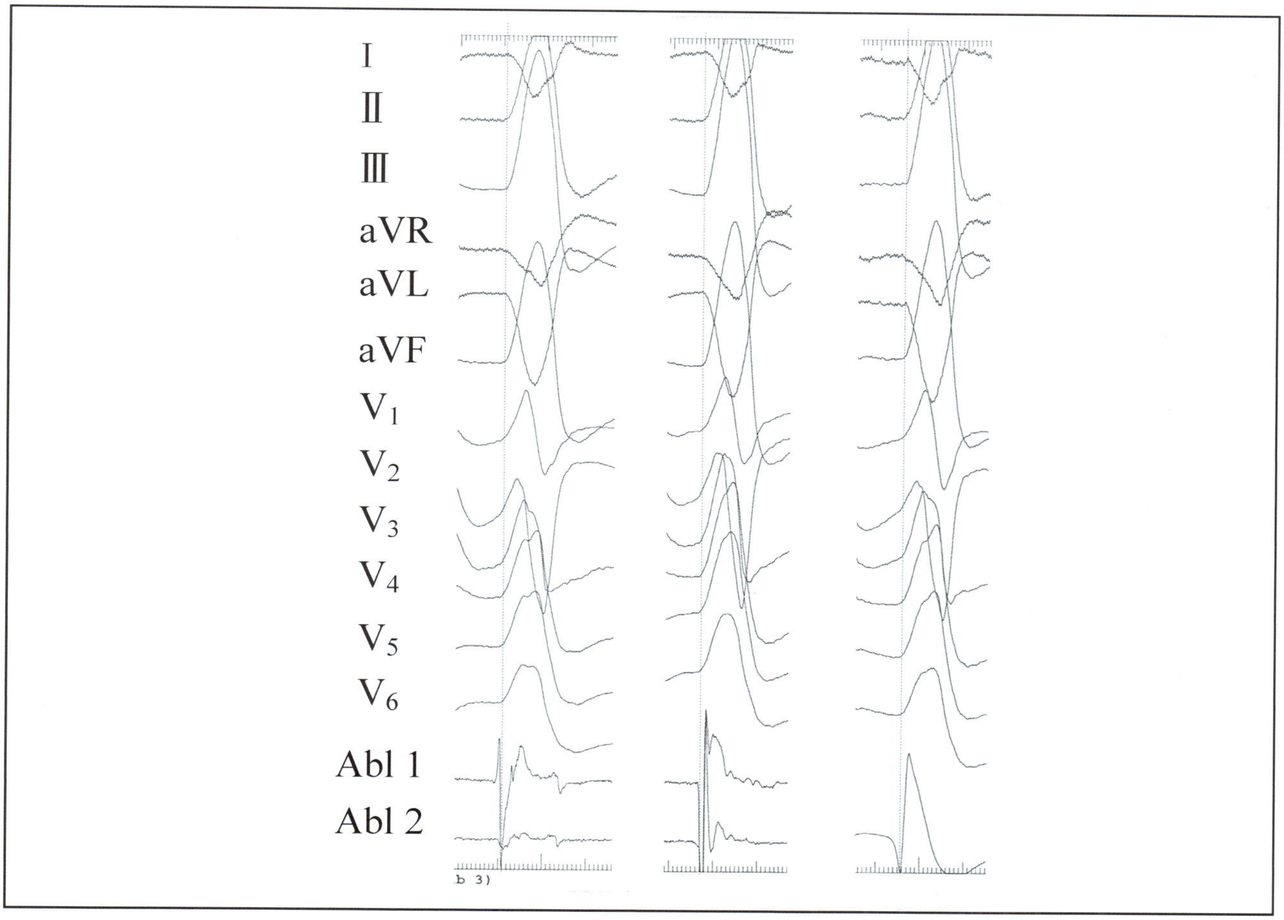

图 14.3 显示了在不同解剖位置记录到的最早激动，包括左心室流出道、右心室流出道及冠状静脉系统

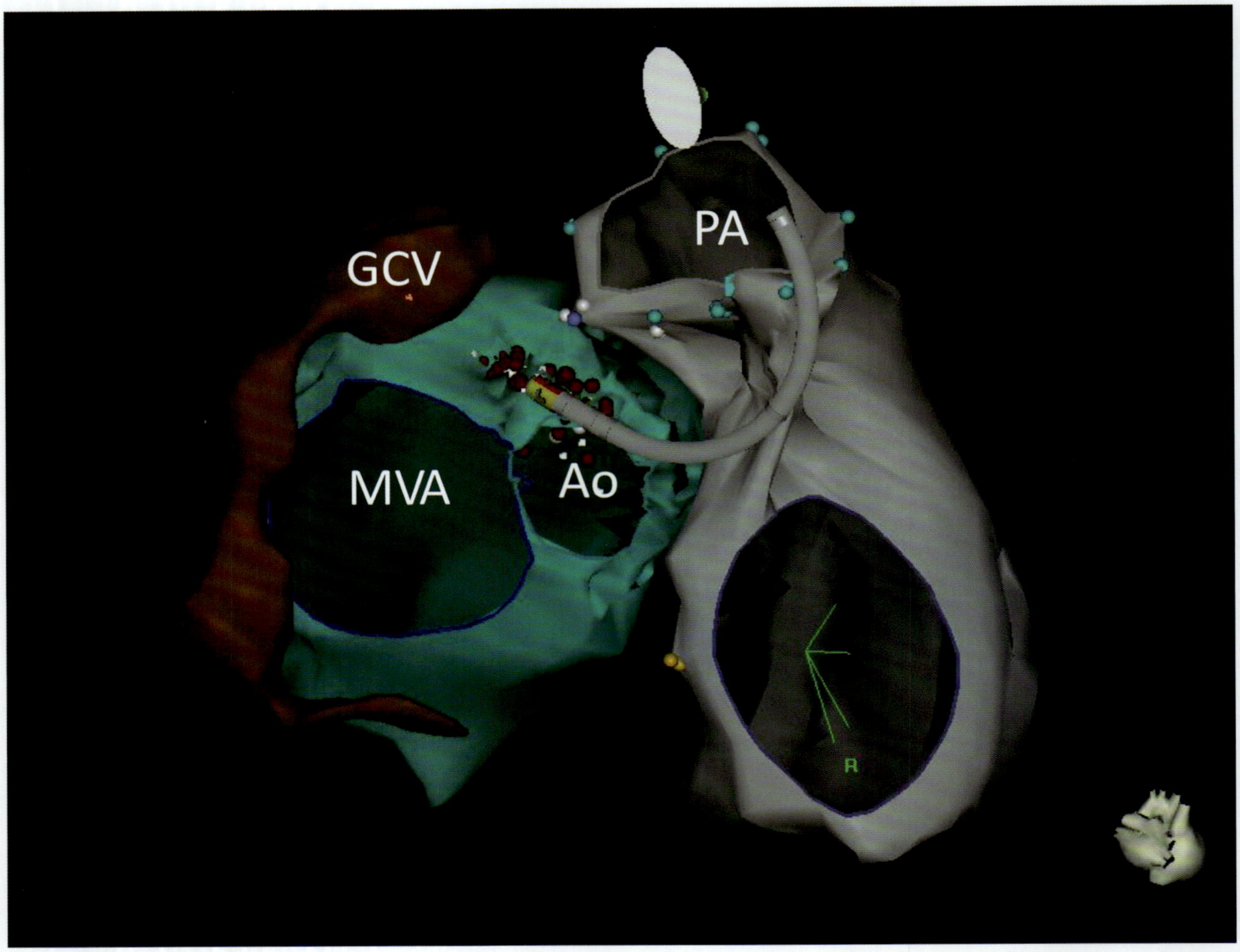

图 14.4 显示从后部看见的 LV 和 RV 心腔内超声三维重建图像。标注分别是二尖瓣环（MVA）、主动脉瓣（Ao）、心大静脉（GCV）。消融瘢痕位于 GCV、LVOT、RVOT。导管位于 MVA

参考文献

1. Yokokawa M, Good E, Chugh A, et al. Intramural idiopathic ventricular arrhythmias originating in the intraventricular septum: Mapping and ablation. *Circ Arrhythm Electrophysiol.* 2012;5:258–263.
2. Yokokawa M, Morady F, Bogun F. Injection of cold saline for diagnosis of intramural ventricular arrhythmias. *Heart Rhythm.* 2016;13:78–82.
3. Yokokawa M, Yon Jung D, Hero AO, 3rd, Baser K, Morady F, Bogun F. Single- and dual-site pace mapping of idiopathic septal intramural ventricular arrhythmias. *Heart Rhythm.* 2016;13:72–77.

（包阳扬　译　凌天佑　校）

病例 15

临床病史

男性，61 岁，患有肥厚型心肌病，左心室射血分数为 35%，表现为室速（VT）电风暴，伴多次 ICD 电击治疗。电生理检查时可诱发 12 种室速。图 15.1 显示的是术中诱发出的一种 VT。术前心脏磁共振成像检查显示心室壁广泛的延迟增强，包括基底部下部间隔和下壁。延迟增强表现为斑片状且位于心肌中层。但它也可延伸至心外膜下，尤其是基底下部间隔和下壁等区域，可表现为透壁增强。

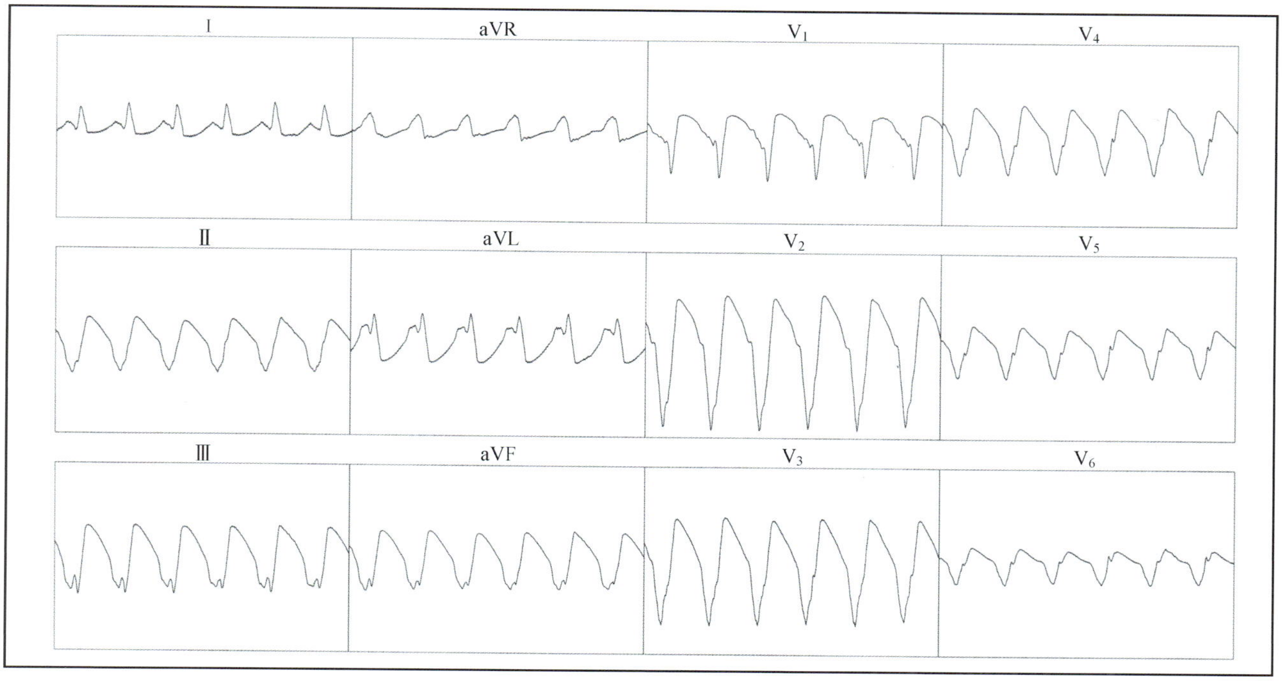

图 15.1 患者室速发作时 12 导联心电图

问题

图 15.1 所示 VT 起源于哪里？图 15.2 为图 15.1 所示 VT 及 ICD 电极起搏标测时心电图形态。我们下一步应该怎么做?

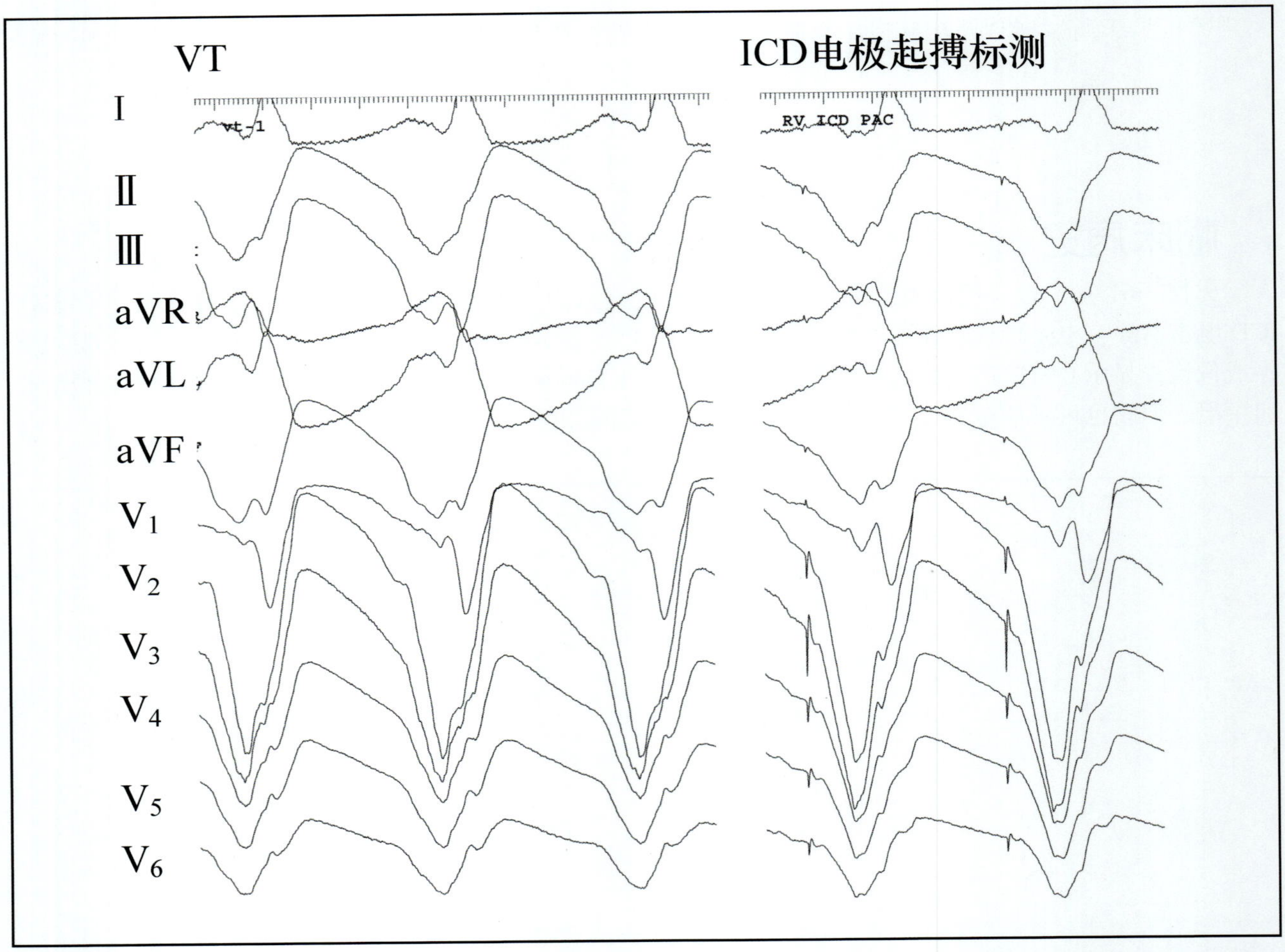

图 15.2 左侧示诱发室速的 12 导联心电图，右侧示右心室心尖部 ICD 电极起搏标测时的心电图形态，两者图形相似

回答

心内膜标测未能找到这一种 VT 的起源。右心室心尖部起搏也未能成功匹配图 15.1 所示 VT。随后，我们进行心外膜标测。

最佳起搏标测伴短的刺激信号 -QRS（S-QRS）间期的位置为右心室心尖部 ICD 电极植入处。且这种现象仅见于通过 ICD 电极起搏，而在 ICD 电极临近位置起搏时却不可见。起搏心电图形态为左束支传导阻滞图形，伴有负向一致性和电轴向上，表明 VT 可能来源于右心室心尖部。因未能取得最佳起搏标测匹配图形，且离 ICD 电极距离太近，故未在此处消融。我们对这位患者进行心外膜标测，在距右心室电极插入点约 2 cm 处起搏可见类似起搏标测图形（图 15.3 所示），同时此处可见透壁延迟增强（图 15.4 所示）。当患者无透壁或者心外膜瘢痕时，下壁导联 R 波缺失往往提示心外膜来源。此患者有心外膜瘢痕，提示这有可能为起源点。而 VT 起始部坡度较缓时，往往也提示可能来源于心外膜。大家应该记住，由于螺钉拧入至心肌壁内位置，ICD 电极起搏时的 QRS 波形态起源于心肌组织较深的位置（即心肌壁内）。此患者心肌瘢痕由间隔壁内延伸至心尖部下壁心外膜层（图 15.4，白色箭头所示）。因此，VT 起源最有可能来自心肌壁内，位于心外膜起搏标测最佳位置和 ICD 电极插入点之间的某一处。很重要的是，心外膜起搏标测时 S-QRS 间期较 ICD 电极起搏时长，提示出口可能相对远离心外膜。目前还没有描述壁内起源 VT 的心电图标准，但是 QRS 波起始部斜率很可能提示介于心内膜和心外膜之间。

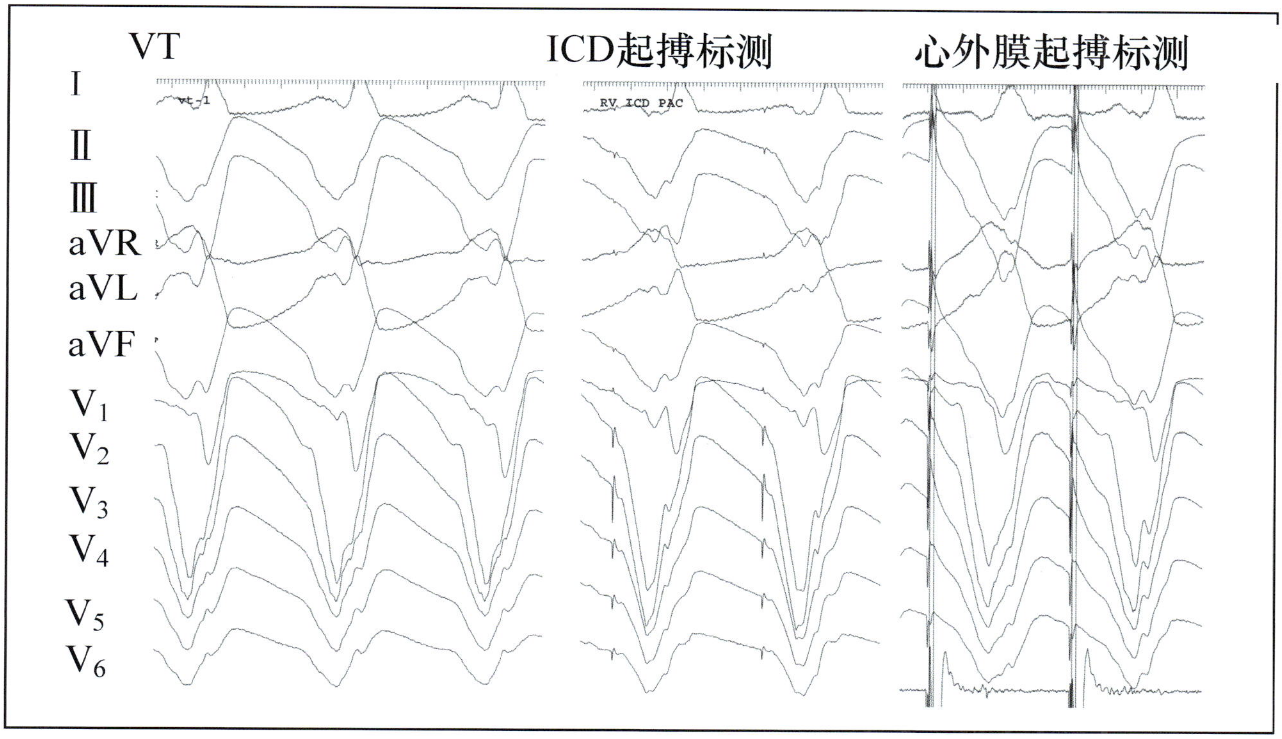

图 15.3 图 15.2 连续记录心电图和心外膜距右心室心尖部 2 cm 处起搏标测图形。起搏标测图形和临床室速成功匹配（10/12 导联）。此处为低电压区域。且注意到于此处起搏时的 S-QRS 间期长于 ICD 电极起搏时的 S-QRS 间期

还有更重要的一点，相比于正常心脏患者，根据器质性心脏病患者的心电图特征来区分心外膜和心内膜起源往往缺乏特异性。仅仅利用心电图特征来决定是否行心外膜标测可能导致不必要的心外膜操作[1-3]。我们需要考虑其他因素，比如影像学资料，另外，壁内 VT 形态学尚未被纳入现有流程中。

很多 VT 也可能是由于 ICD 植入电极所致，而这一发作机制的特征是在超速抑制起搏时的 QRS 波形态和 VT 形态完全相同。这一类心律失常往往表现为无休止 VT，仅能通过更换 ICD 电极位置才可有效终止，而不是通过消融。

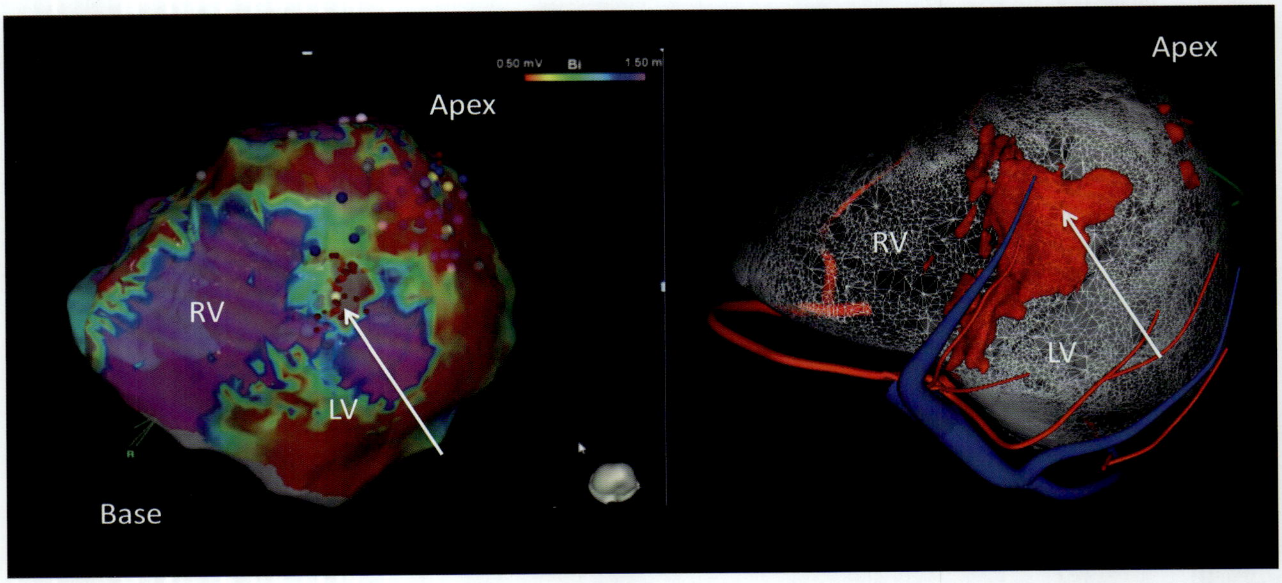

图 15.4 左侧：右心室基底部（Base）及心尖部（Apex）电解剖标测图。于起搏标测成功匹配点放电消融（白色箭头所示）。右侧：利用波尔多大学开发的 MUSIC 软件，在 CT 和 MRI 的基础上重建心脏解剖结构，图中红色部分为 MRI 定义的瘢痕。白色箭头示消融位点。图中所示包括心脏心尖部、基底部，以及左心室（LV）和右心室（RV）

参考文献

1. Yokokawa M, Jung DY, Joseph KK, Hero AO, 3rd, Morady F, Bogun F. Computerized analysis of the 12-lead electrocardiogram to identify epicardial ventricular tachycardia exit sites. *Heart Rhythm*. 2014;11:1966–1973.
2. Berruezo A, Mont L, Nava S, Chueca E, Bartholomay E, Brugada J. Electrocardiographic recognition of the epicardial origin of ventricular tachycardias. *Circulation*. 2004;109:1842–1847.
3. Fernandez-Armenta J, Berruezo A. How to recognize epicardial origin of ventricular tachycardias? *Curr Cardiol Rev*. 2014;10:246–256.

病例 16

临床病史

患者，43 岁男性，表现为反复心悸伴频发室早。其室早负荷占全天心搏总数的 25%，左心室射血分数为 45%。心脏 MRI 未见延迟增强。

问题

图 16.1 所示室早来源于何处？

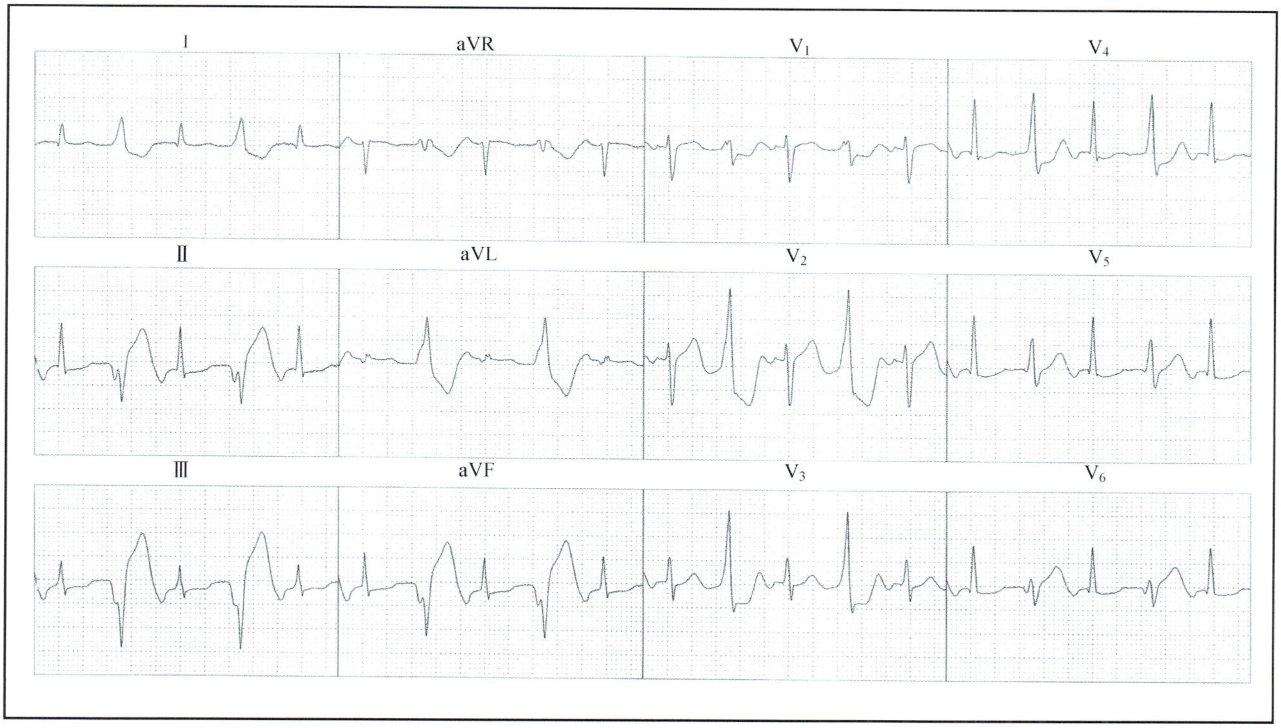

图 16.1 患者室早发作时 12 导联心电图

回答

室早起源于基底下部间隔的心外膜处，也被称作“心脏房室交叉部”。一般提示心外膜起源的线索包括 QRS 波起始部平缓（假性 delta 波），这一现象在下壁和心前区导联中尤为明显。V_1 导联表现为宽 QRS 波，伴终末端负向偏转。这种激动模式提示室早来源于左心室，处于中线位置，可能是间隔部。心前区导联以 R 波为主提示基底部起源。根据电轴向下导联上的表现，提示可能起源于主动脉窦。根据电轴向上导联上的表现，提示来自基底下部间隔。假性 delta 波提示心外膜来源。在 MRI 未见瘢痕的情况下，下壁导联中存在 Q 波进一步支持心外膜起源。在该患者中，我们对左、右心室室间隔进行标测。于右侧后间隔标测示激动最早处较 QRS 波提前 20 ms，但没有获得最佳起搏标测匹配图形，于此处消融未能消除室早。于右室间隔（*译者注：原文有误，应为左室间隔*）观察到了同样的情况，且消融失败。再次重新行右心室激动标测，导管记录了激动最早处较 QRS 波提前 35 ms（图 16.2 所示）。最初，并不清

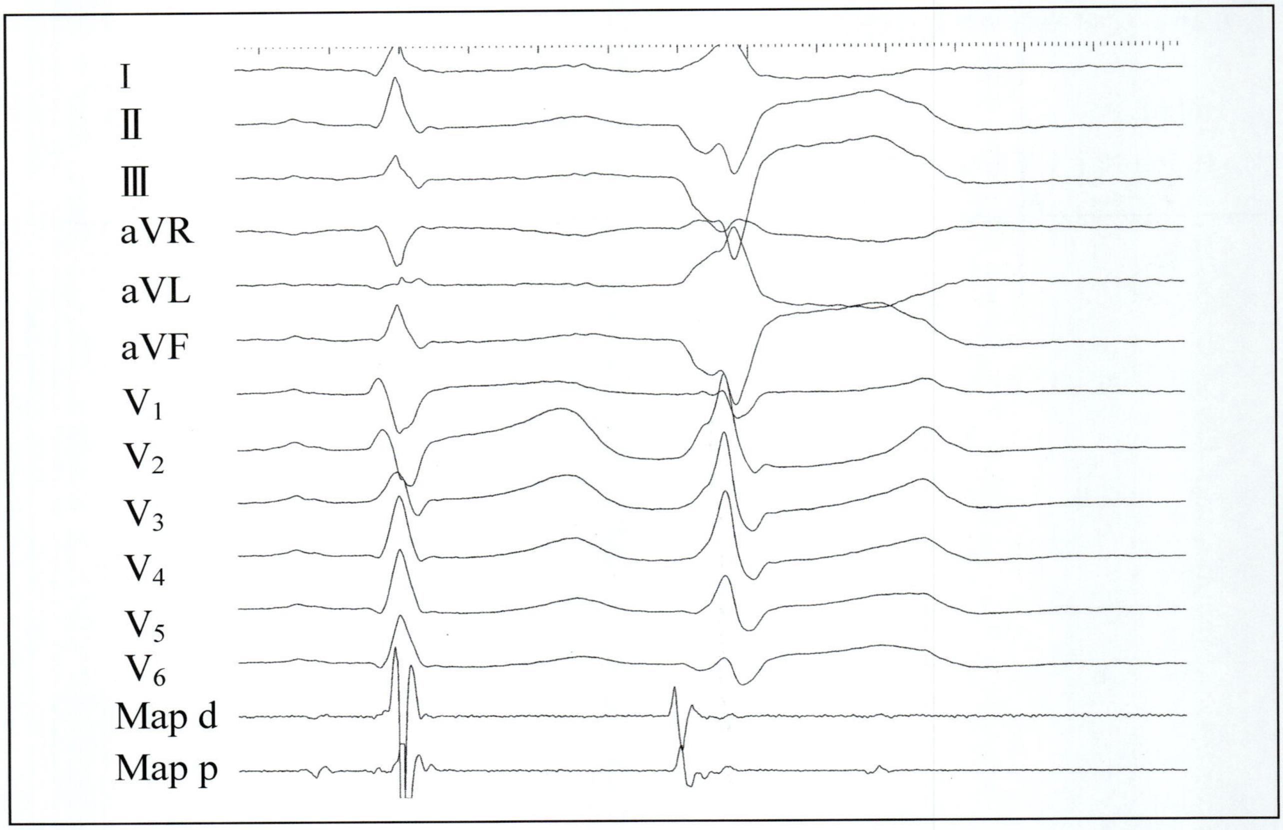

图 16.2 导管位于心中静脉时腔内记录。在标测导管远端可记录到激动提前 QRS 波达 35 ms

楚导管所在的位置，直到我们通过消融导管注射造影剂才确定导管位于心中静脉（图 16.3 所示）。随后，行冠状动脉造影证实与后降支动脉有一段安全距离后，于此处放电消融并成功消除室早。图 16.4 示右心室、左心室和心中静脉的激动标测图。

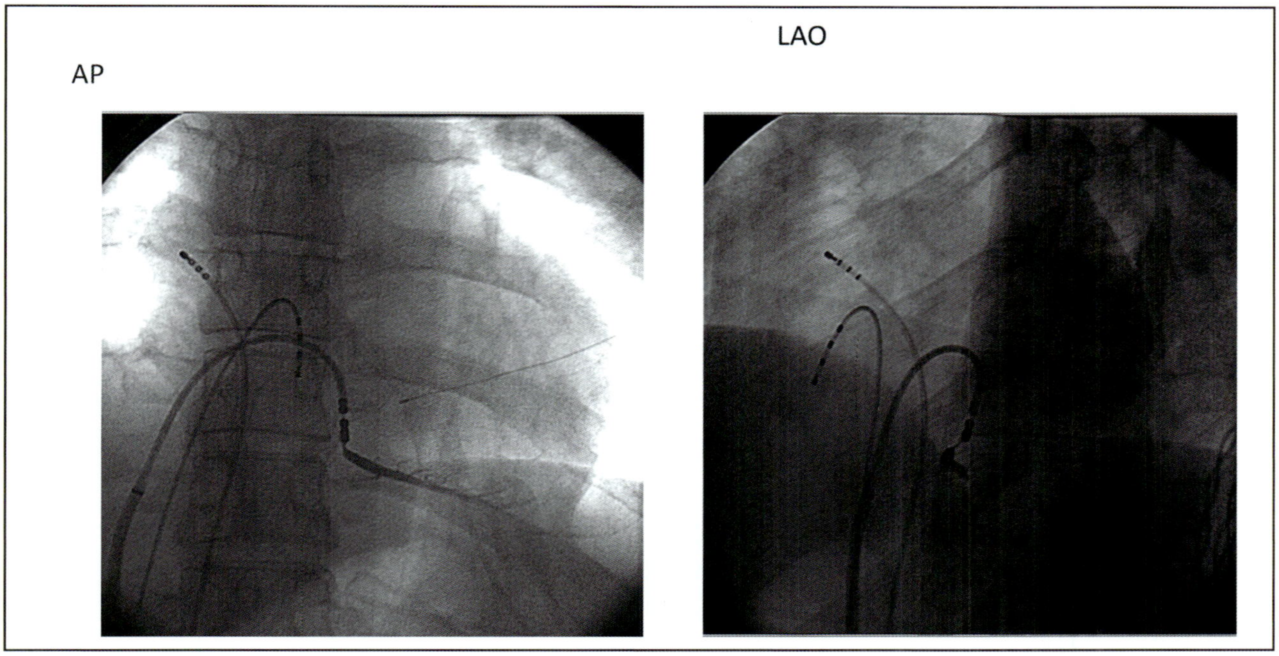

图 16.3 左图：前后位（AP）下，通过消融导管注射造影剂示导管位于心中静脉。右图：左前斜位（LAO）下造影

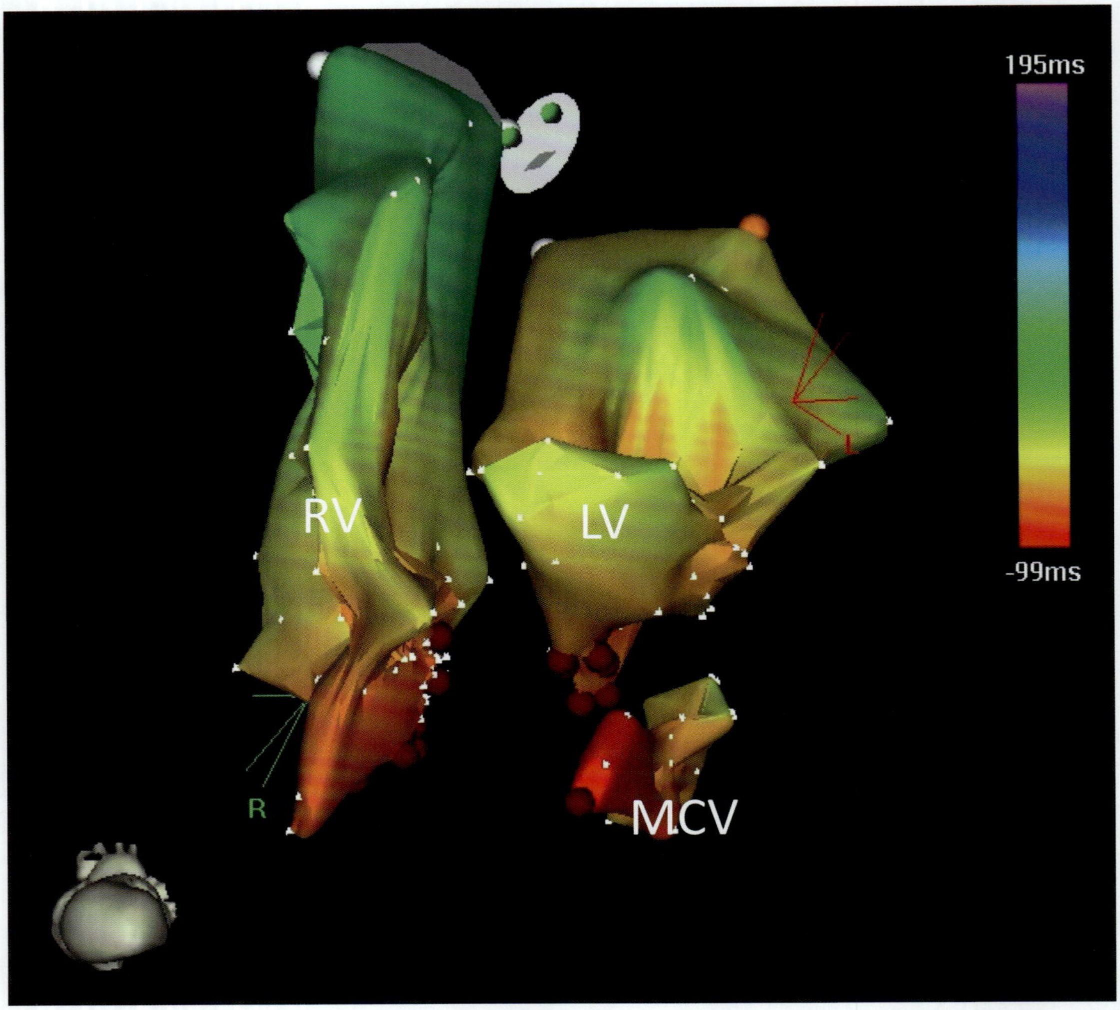

图 16.4　左心室（LV）、右心室（RV）及心中静脉（MCV）激动标测图

病例 17

临床病史

患者，女性，36 岁，反复心悸 20 年，再发伴加重 2 年。心悸发作时心电图如图 17.1 所示。超声心动图、运动负荷试验和心脏 MRI 提示其患有器质性心脏病。2 年前，外院尝试于右心室间隔部远端消融未能成功。钙通道阻滞剂能部分缓解心悸症状，但自从其接受消融治疗后，一共出现过 5 次晕厥，最后一次发作是在入院前数周。入院时，患者主诉 1 周内可出现数次心悸和晕厥先兆。因此，我们建议其接受消融手术。

问题

该患者室速起源于何处？

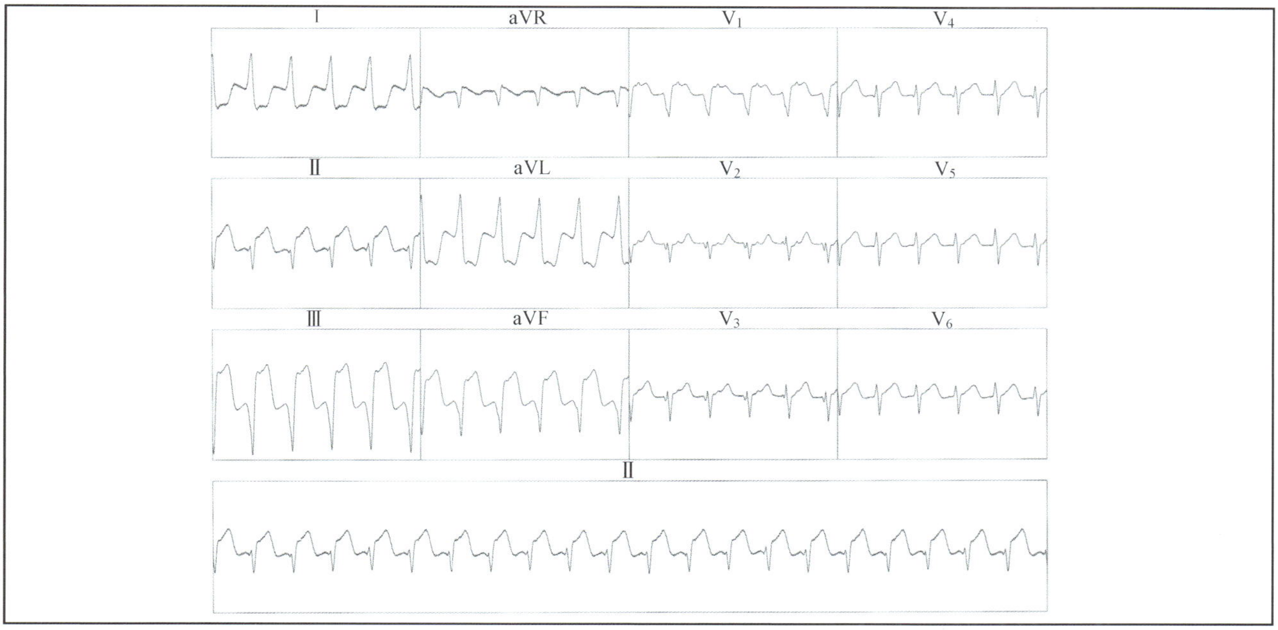

图 17.1 患者 VT 发作时的 12 导联心电图

回答

室速起源于心肌壁内，且与右心室间隔相比，出口距左心室间隔更近。通过行左、右心室标测发现，起搏标测均未能成功匹配心动过速（图 17.2 和图 17.3 示于激动最早处的最佳起搏标测图形，以及起搏标测位置）。激动最早处位于左心室间隔部（图 17.2 和图 17.3 所示）。室间隔厚度达 1.5 cm（图 17.4 所示）。QRS 波形态并不支持束支来源，但是 QRS 波宽度很窄，只有 130 ms，提示室速起源可能与传导系统有关。下壁导联 QRS 波起始段上升非常缓慢，但是Ⅱ、V_2～V_5 导联 QRS 波随后却出现相对较快的反转。

我们怀疑此心动过速为束支相关性室速而建议患者接受消融治疗。然而，束支相关性室速往往为典型的右束支传导阻滞图形，V_1 导联表现为 rsR'形态，伴电轴左偏或右偏，这取决于来源于左后分支还是左前分支。左后分支型室速在侧壁导联上（I 和 aVL）往往可见小 q 波。在标测时，我们在窦性心律下寻找带浦肯野电位的激动点，但在室速时激动并不提前于 QRS 波。随后我们重点标测左、右室间隔上心内膜激动最早处。我们于左、右室间隔部均行放电消融（图 17.3）。有效消融点位于左室间隔，激动较 QRS 波提前 22 ms，但是于此处行起搏标测匹配不佳，且未见浦肯野电位（图 17.2）。

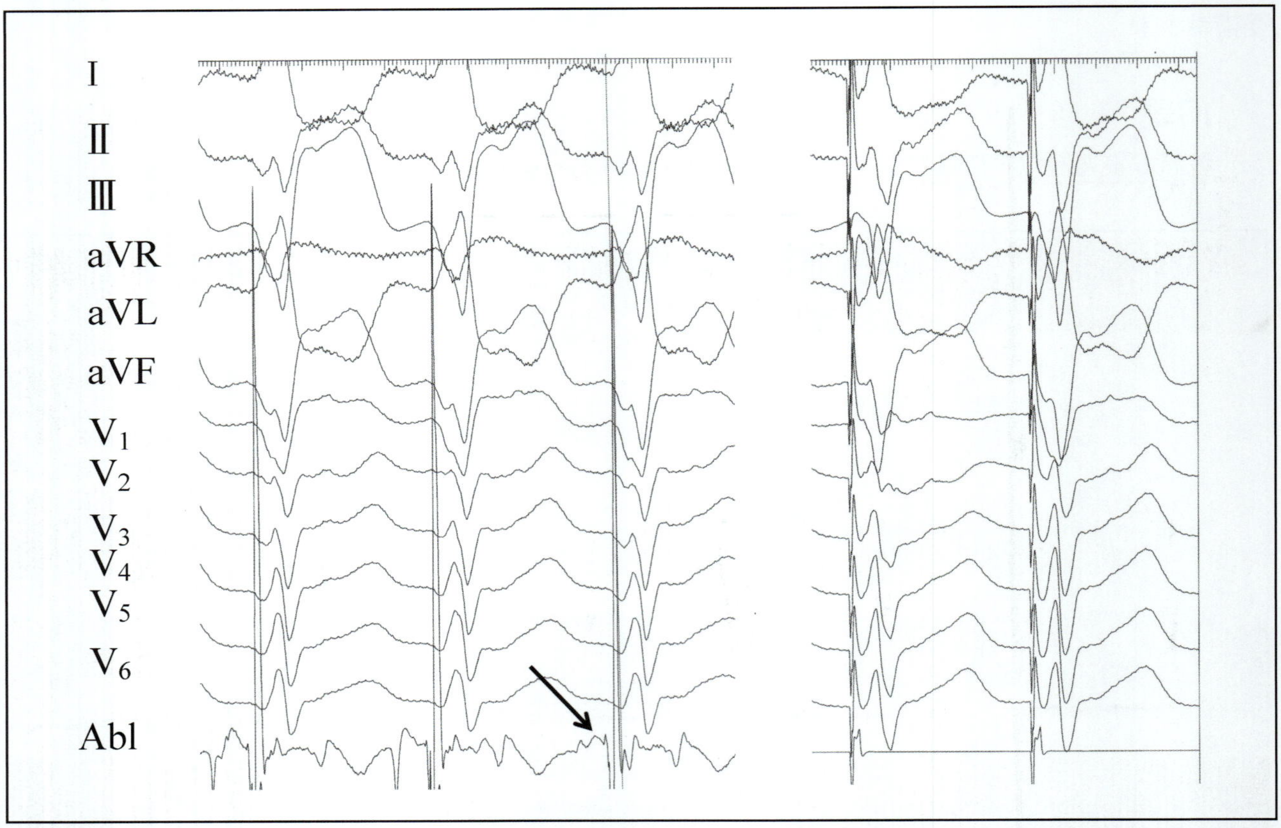

图 17.2 左侧：左心室心内膜标测时激动最早处（箭头所示）；右侧：于此处行起搏标测时 QRS 波形态与室速相似但却未能成功匹配

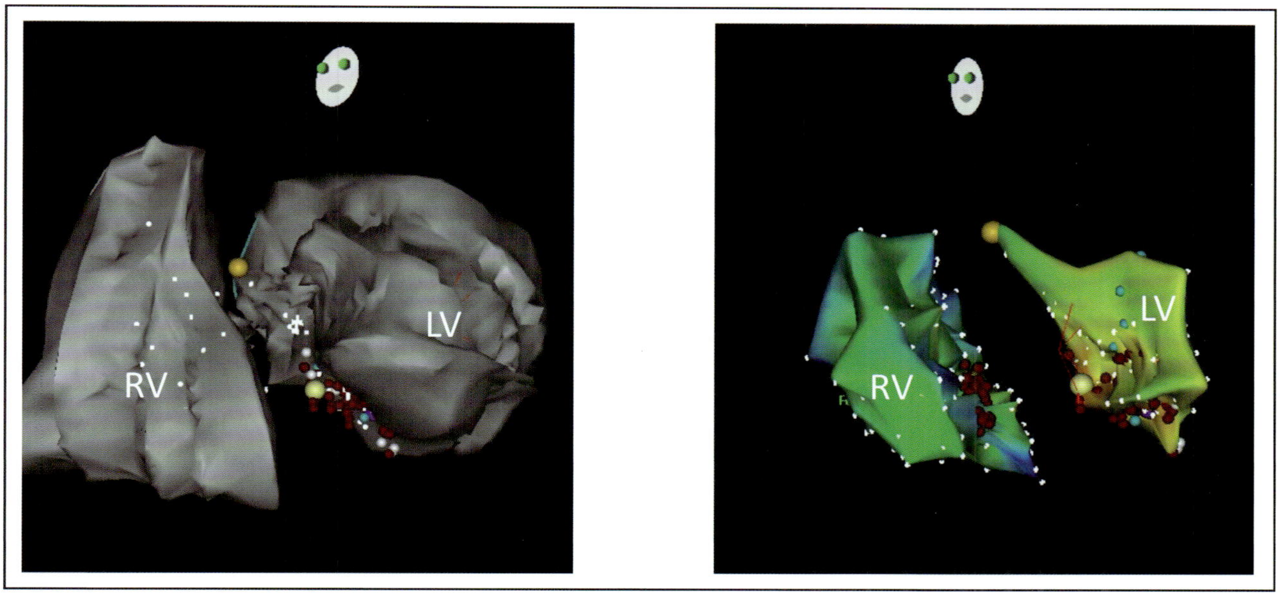

图 17.3 左侧：左心室（LV）/ 右心室（RV）三维重建；右侧：VT 时激动标测左、右室，黄色点表示成功消融位置。橘黄色点表示希氏束位置

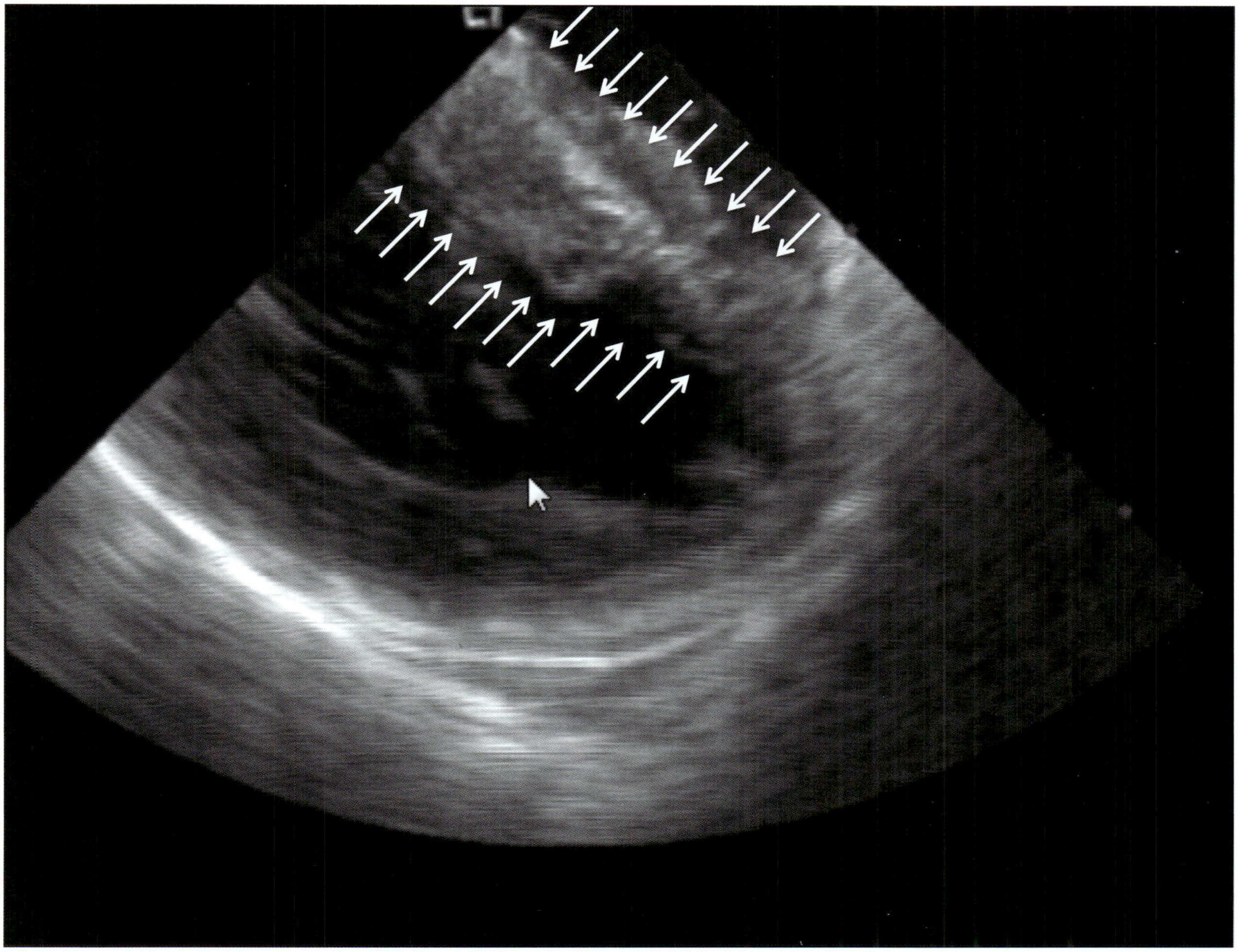

图 17.4 心腔内超声所示室间隔消融位置；箭头所指间隔厚度达 1.5cm

病例 18

临床病史

患者，非裔美国人，59 岁，既往有前壁心肌梗死和外院室速消融失败病史。患者口服胺碘酮控制室速，但不希望继续服用。其左心室射血分数为 20%，且前壁有巨大室壁瘤。我们建议患者再次接受室速消融手术。

问题

图 18.1 所示室速出口在何处？图 18.2 示起搏时出现的现象，其机制是什么？

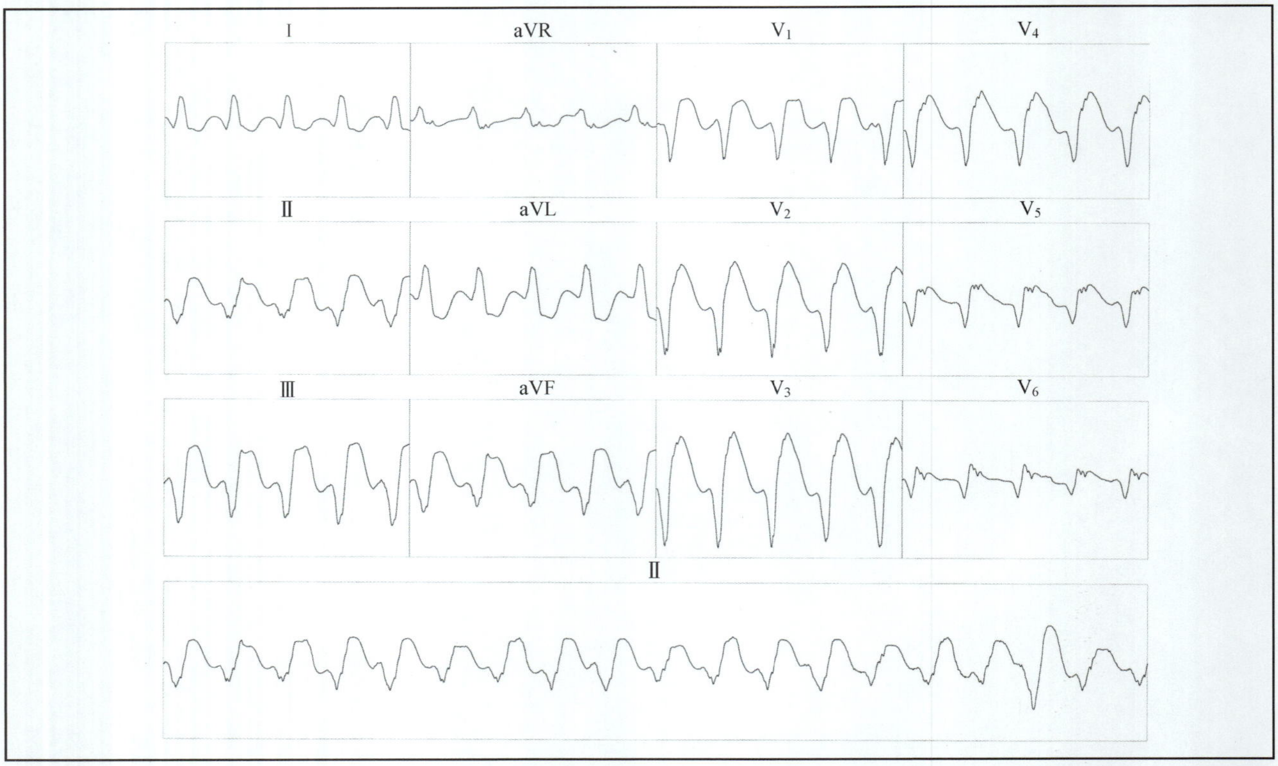

图 18.1 室速发作时的 12 导联心电图

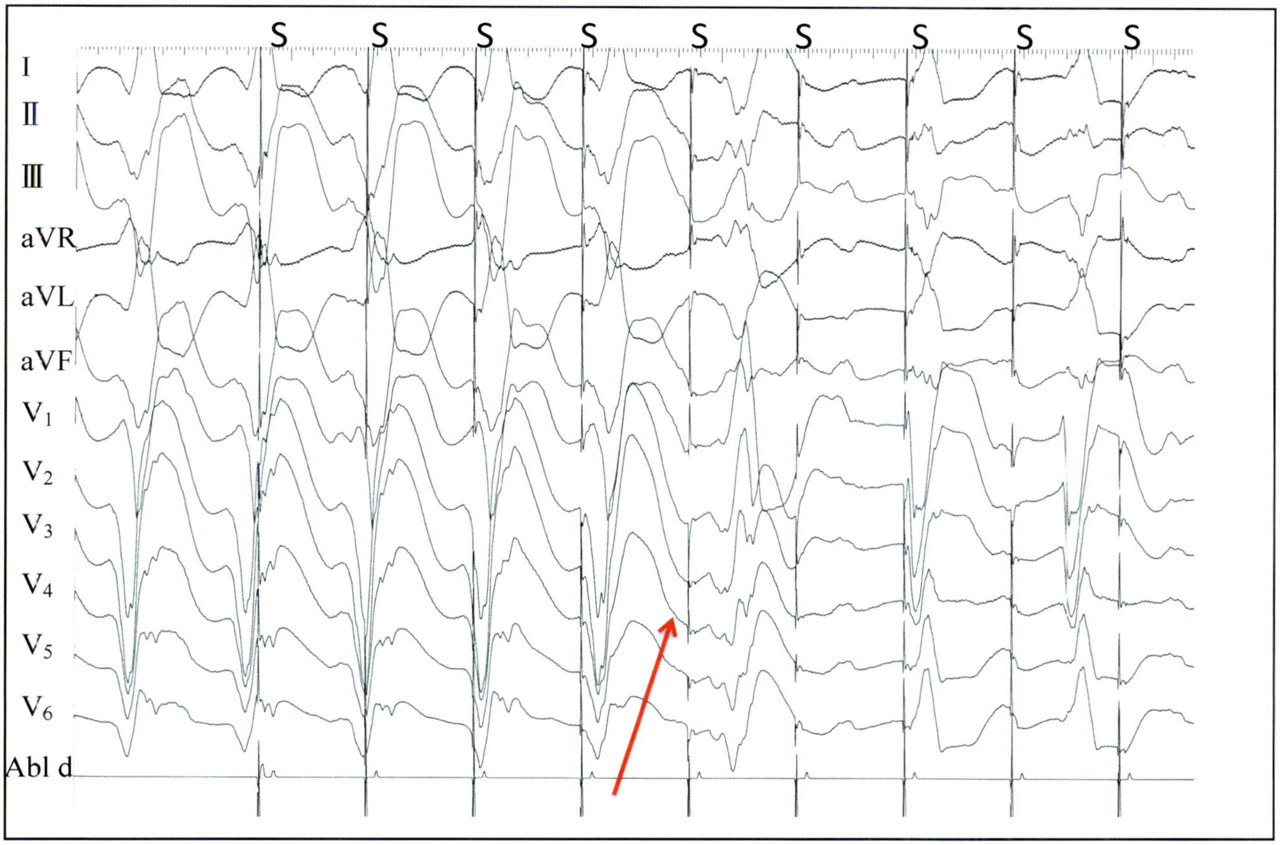

图 18.2 标测导管起搏时的 12 导联心电图和心腔内局部电位（S）。在未完全夺获心室时心动过速终止（红色箭头）

回答

手术过程中，仅能诱发出一种室速（VT），即为临床 VT。VT 可标测且发作时血流动力学稳定。VT 形态为左束支传导阻滞图形，即出口可能位于室间隔上，且很可能位于左室间隔。电轴向上，且下壁导联可见 Q 波，提示可能起源于下壁，而胸前导联负向一致性提示心尖部来源可能。因此，出口可能位于下部间隔，偏心尖部。然而，我们还不清楚出口到底是位于心内膜（左心室 / 右心室），心外膜（间隔的下部）还是壁内。因我们起搏标测未能成功匹配室速伴短的 S-QRS 间期，我们未能确定 VT 出口。假如 VT 血流动力学稳定，只要导管能到达 VT 环路的关键部位，我们没有必要确定出口以消除 VT。此患者 VT 血流动力学稳定，我们确定该位置位于室壁瘤前壁（图 18.2 所示）。图 18.2 示我们于 VT 发作时起搏，在未能完全夺获心室的情况下终止心动过速[1]。这往往是关键部位，且提示关键峡部较窄。

图 18.3 所示隐匿性拖带伴 S-QRS 间期等同于局部电位 -QRS 间期，提示导管正位于折返环的关键部位，于此处消融后最终彻底消除心动过速。图 18.4 示成功消融位点（箭头所示）。如果 VT 发作时血流动力学不稳定，则无法仅通过起搏标测识别这些位点，因为我们无法从心内膜到达出口。心脏 MRI 显示室间隔壁内延迟增强，因此，尽管我们进行了大范围的起搏标测，仍无法通过左心室或右心室心内膜来确定出口部位，这也就不足为奇了。这一病例提供了一个强有力的论据，即不要仅在边界区域标测 / 消融。此患者 VT 的关键部位在于瘢痕中央（图 18.4），故而导致先前于外院在交接区域进行大范围消融却仍未能消除该心动过速[2]。

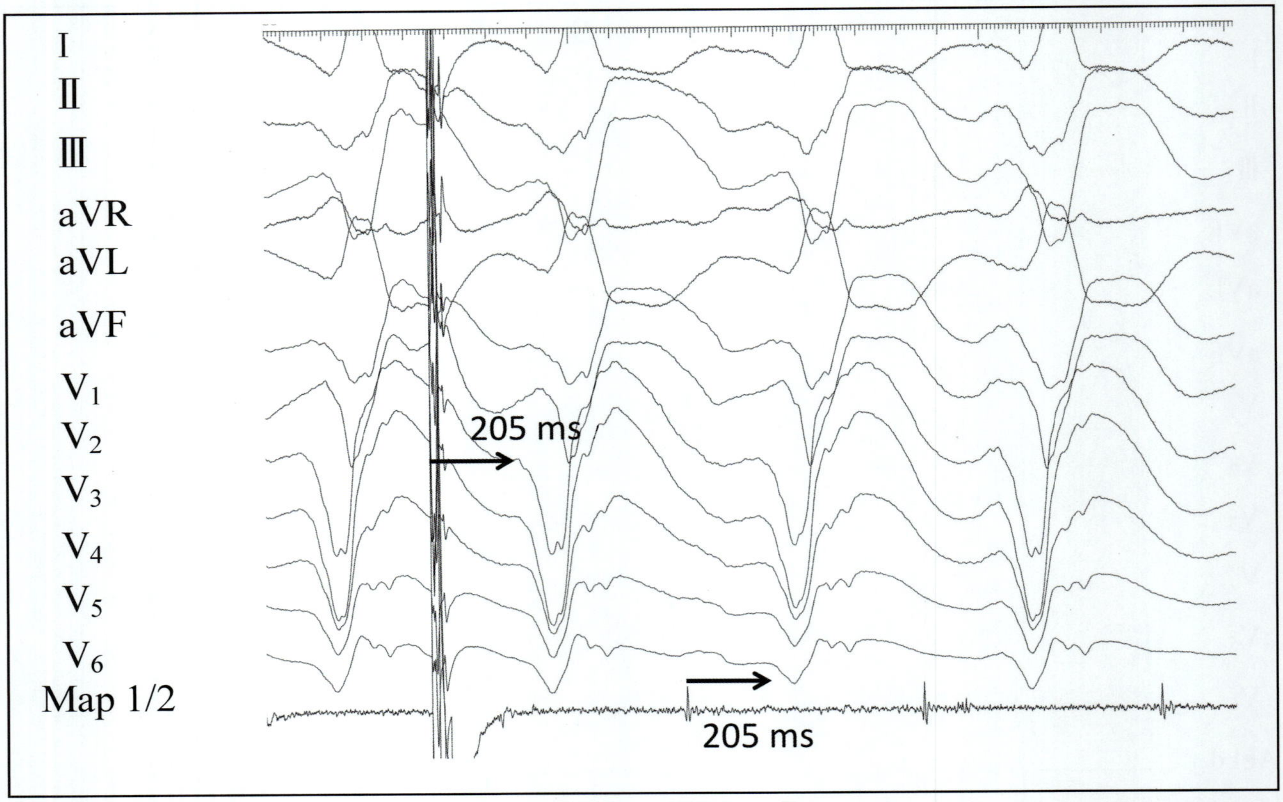

图 18.3 此图示隐匿性拖带，伴 S-QRS 间期等同于局部电位 -QRS 间期（均为 205 ms），此处也即为成功消融位点

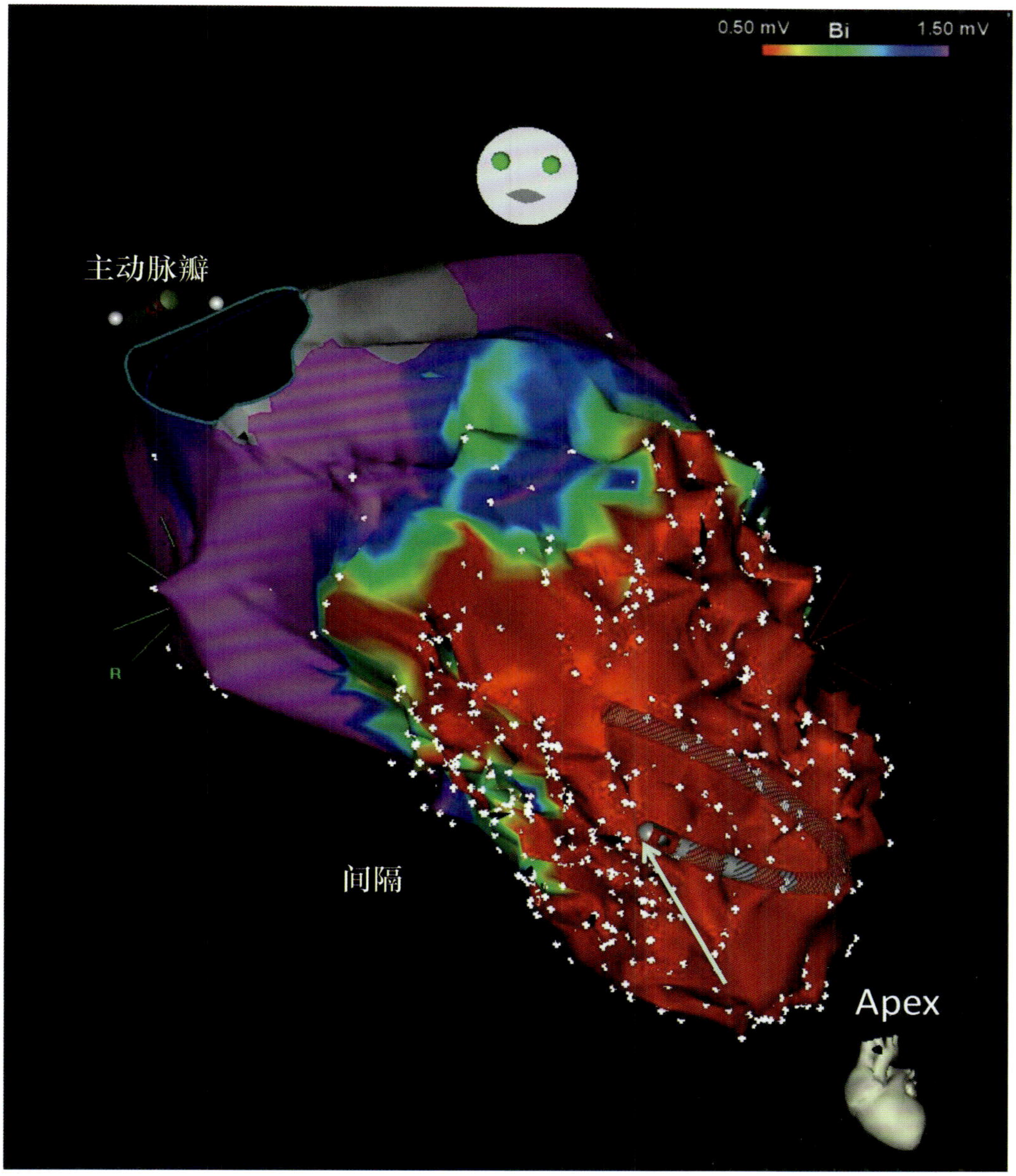

图 18.4 电解剖标测图为左心室前间隔部分，白色箭头所指处该点于起搏时未完全夺获，但可隐匿性拖带，且最终消除心动过速

参考文献

1. Bogun F, Krishnan SC, Marine JE, et al. Catheter ablation guided by termination of post-infarction ventricular tachycardia by pacing with non-global capture. *Heart Rhythm*. 2004;1:422–426.
2. Sinno MC, Yokokawa M, Good E, et al. Endocardial ablation of postinfarction ventricular tachycardia with nonendocardial exit sites. *Heart Rhythm*. 2013;10:794–799.

（罗庆志　译　凌天佑　校）

病例 19

临床病史

一位 47 岁女性，有症状性室性早搏（PVC）病史，伴有心悸、胸痛、头晕。没有晕厥史，没有家族性心脏性猝死病史。心电监测示频发 PVC（PVC 12 000 个 /48 小时），在 ECG 信号通道可见迟发电位。超声心动图显示左心室和右心室大小及功能正常。心脏 MRI 未见室壁运动异常，及延迟增强现象。

问题

图 19.1 PVC 起源于哪个部位?

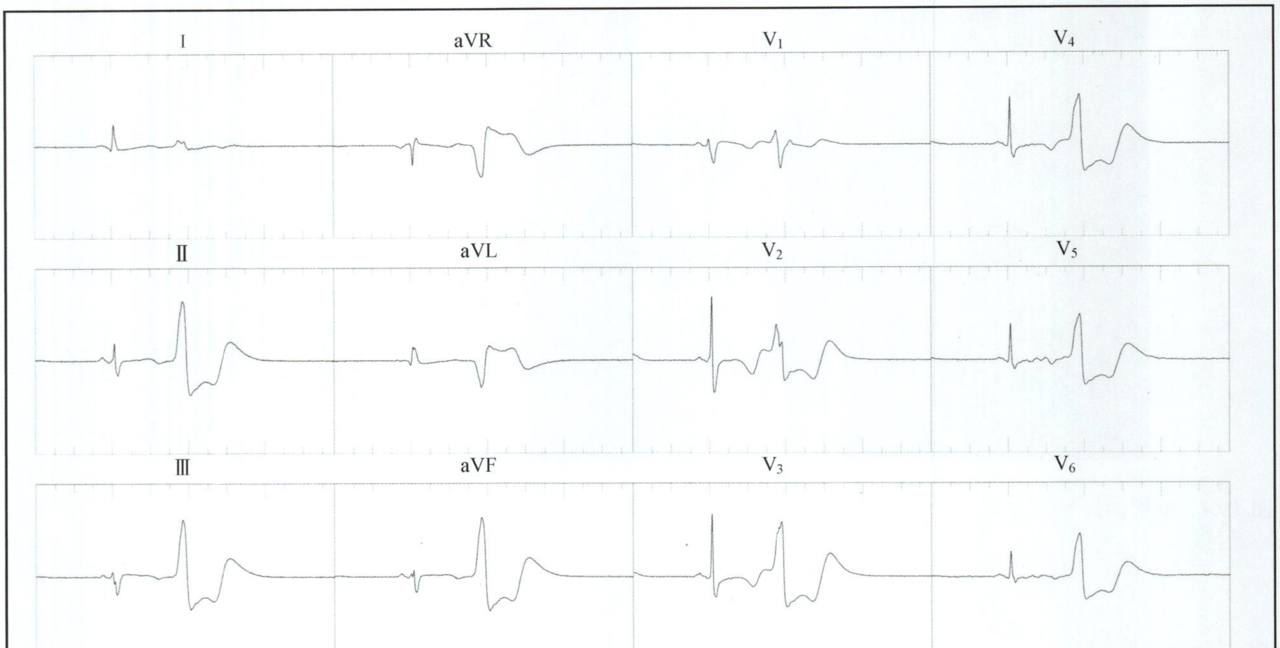

图 19.1 患者 PVC 的 12 导联心电图

回答

起源于 RVOT 后壁和右 / 左主动脉窦联合部之间。宽 R 波和早期移行表示起源于主动脉窦（图 19.1）[1]。标测 RVOT，激动时间提前 30 ms（图 19.2），起搏标测图形与自身 PVC 形态基本匹配（图 19.3）。主动脉窦标测激动时间提前较晚（−21 ms），起搏图形类似，却没有 RVOT 好（图 19.3）。在 RVOT 处进行射频（RF）治疗，可抑制 PVC 一段时间，但是 45 min 以后，PVC 又复发。只有在右冠窦（RCC）行 RF 治疗才能使 PVC 永久消失。还没有 ECG 诊断标准提示 PVC 起源于壁内。LBBB 图形（可能 RVOT），电轴向下（流出道 *vs.* 瓣上结构），和早期移行（＜ V_3 导联）提示 PVC 可能来源于左边[2]。参照于 Tanner 的工作手册，大多数早期移行的患者在 RVOT 成功消融。Ⅰ导联正向 QRS 波，Ⅱ导联振幅＞Ⅲ导联提示起源于后壁（RVOT 后壁或主动脉窦），这是因为起源于 RVOT 后壁时电轴更向右偏，而起源于 RVOT 前壁时电轴更向左偏[3]。

窦性心律时胸前导联 T 波倒置深度是诊断 ARVC/D 的主要标准，对于辨别非常重要。基于 12 导联心电图、Holter 资料、异常平均信号心电图，该患者符合 ARVC/D 的诊断标准[4]。

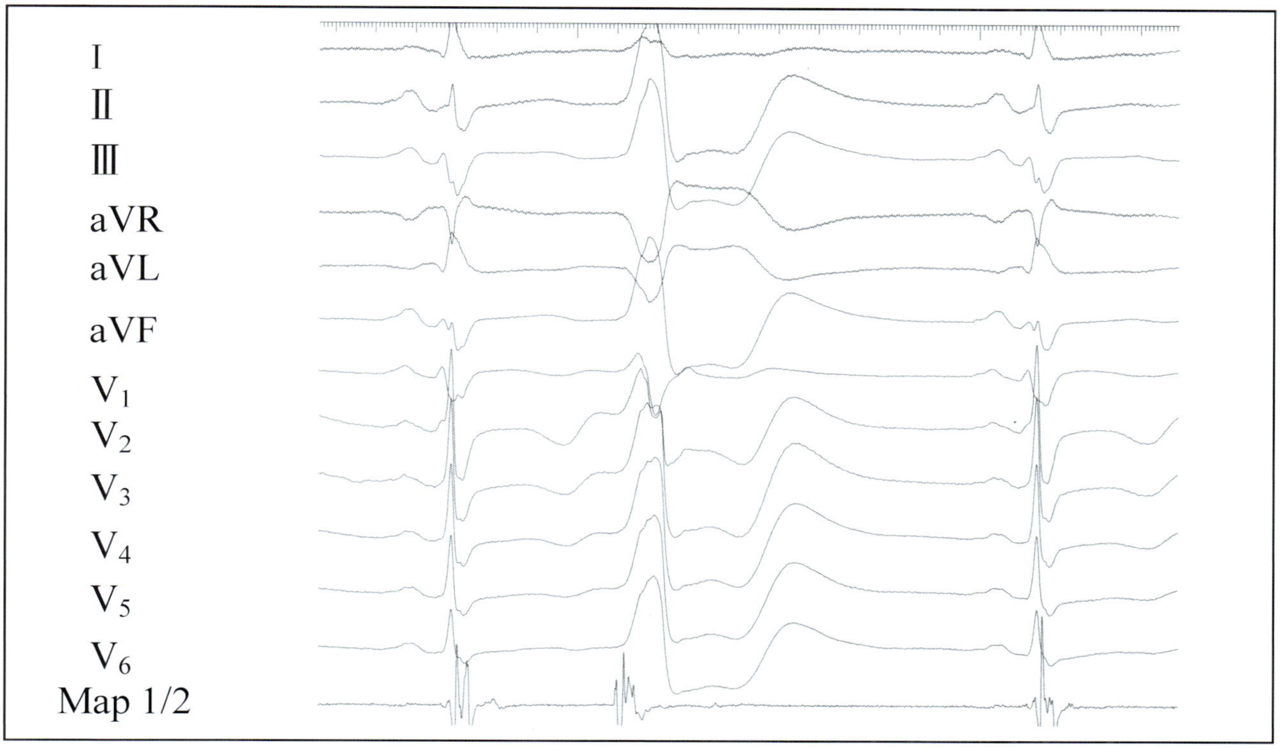

图 19.2 激动标测（Map 1/2）显示 RVOT 处激动提前 30 ms

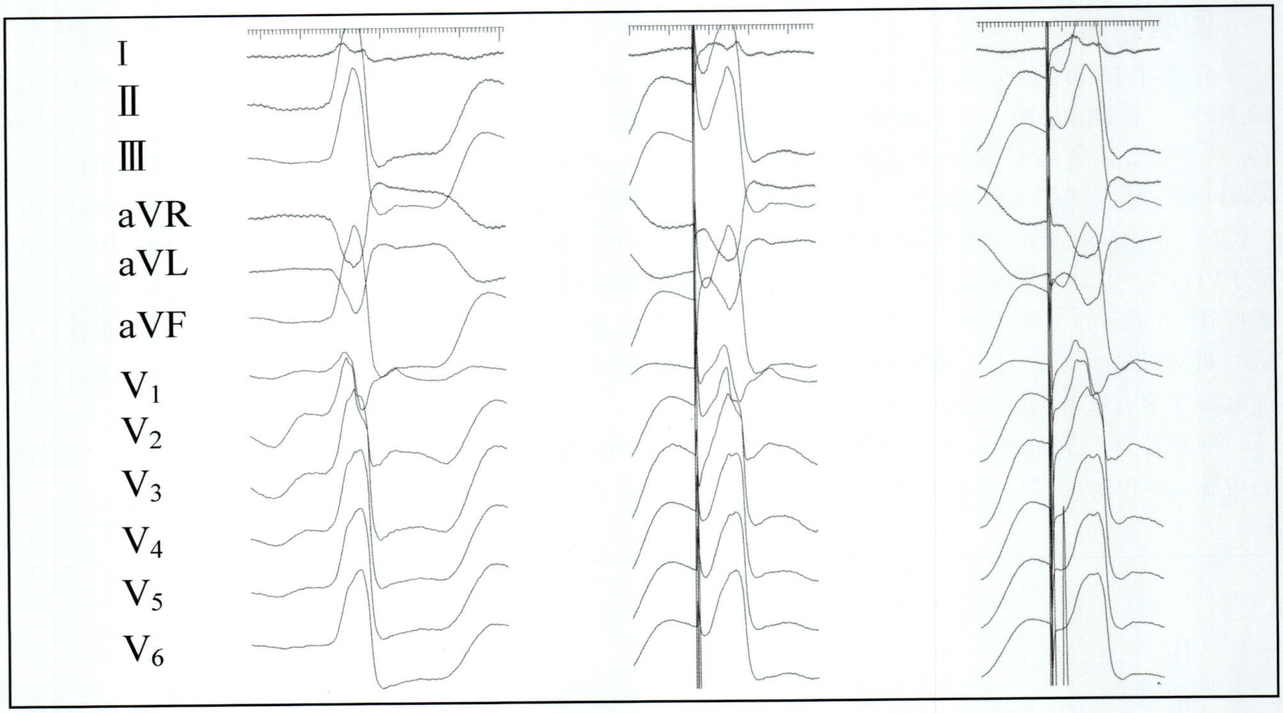

图 19.3 左图：自身 PVC；中图：RVOT 后壁起搏标测；右图：右冠窦起搏标测

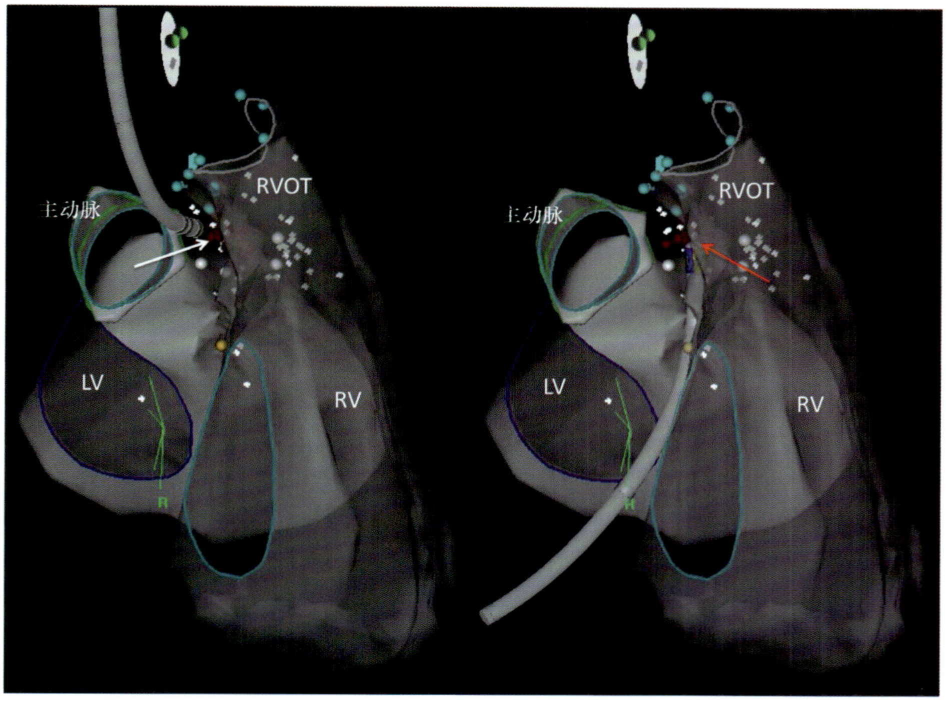

图 19.4 左心室（LV）、右心室（RV）三维超声重建图。左图：导管位于右冠窦（白色箭头）；右图：导管位于 RVOT（红色箭头）；蓝色标记处是肺动脉瓣水平

参考文献

1. Ouyang F, Fotuhi P, Ho SY, et al. Repetitive monomorphic ventricular tachycardia originating from the aortic sinus cusp: Electrocardiographic characterization for guiding catheter ablation. *J Am Coll Cardiol*. 2002;39:500–508.
2. Tanner H, Hindricks G, Schirdewahn P, et al. Outflow tract tachycardia with r/s transition in lead v3: Six different anatomic approaches for successful ablation. *J Am Coll Cardiol*. 2005;45:418–423.
3. Dixit S, Gerstenfeld EP, Callans DJ, Marchlinski FE. Electrocardiographic patterns of superior right ventricular outflow tract tachycardias: Distinguishing septal and free-wall sites of origin. *J Cardiovasc Electrophysiol*. 2003;14:1–7.
4. Marcus FI, McKenna WJ, Sherrill D, et al. Diagnosis of arrhythmogenic right ventricular cardiomyopathy/dysplasia: Proposed modification of the task force criteria. *Circulation*. 2010;121:1533–1541.

病例 20

临床历史

一位 74 岁男性，既往有高血压、高脂血症和糖尿病，近几年频发室早（PVC）。该患者除了乏力外基本无其他症状。Holter 监测记录到 PVC 负荷高达 24%，最近的超声心动图显示射血分数为 25%。心导管造影未见冠状动脉狭窄。

患者 NYHA 分级Ⅱ级。心脏磁共振成像（MRI）显示左心室轻度扩张，左心室收缩功能轻中度下降，左心室射血分数 41%。非特异性左心室心肌内延迟增强，符合扩张型心肌病特点。

问题

图 20.1 PVC 来源于哪个位置，应该如何标测靶点？

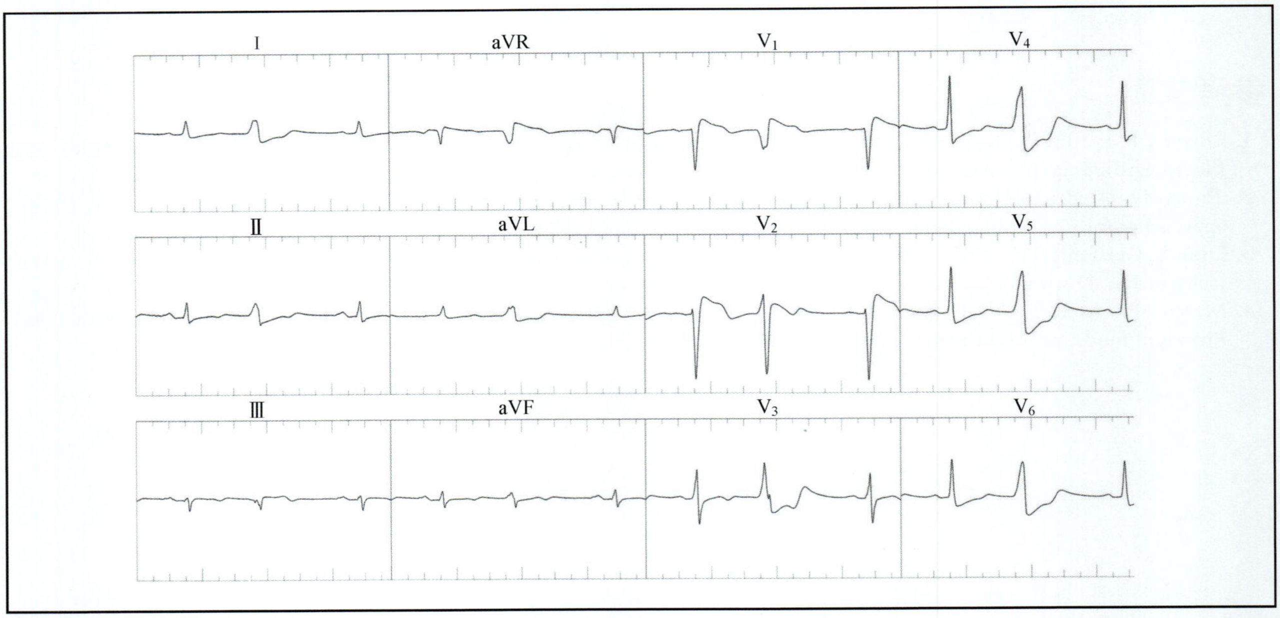

图 20.1 主导性 PVC 的 12 导联心电图

回答

该患者 PVC 来源于壁内，与高位间隔壁内瘢痕相吻合。这个位置在希氏束下 1 cm 处。靠近希氏束位置时具有以下几个特点：① LBBB 伴 V_1 导联 QS 型；② Ⅰ 导联 R 波振幅高于任何下壁导联；③ aVL 导联正向 R 波[1]。Ⅱ 导联 R 波较Ⅲ导联更高表示与 RV 前壁和 RVOT 相比，更靠近 RV 后壁的位置。进一步说，在房室瓣水平，RV 电轴向右，而 RVOT 电轴更向左。这解释了 Ⅰ 和 aVL 导联 R 波正向，以及 Ⅱ 导联 R 波正向（三尖瓣更靠右）而Ⅲ导联 R 波负向（向量向左，远离Ⅲ导联）。图 20.2 示壁内 PVC 观察到的自发向量变化。所有都符合了希氏束旁区域特点。图 20.3 靶点位置激动提前（−35 ms）。然而，起搏标测并不匹配，为典型的壁内来源特点。

在距传导束安全距离进行射频消融。自此，PVC 向量形态发生改变（图 20.4），所有下壁导联变得更负。根据新的 PVC 形态进行标测并消融，PVC 不再出现。当对壁内来源的心律失常进行消融时，QRS 波形态改变并不少见。

希氏束旁位置移行可早可晚。更早的移行并不一定表示来源于左侧。该病例对主动脉窦和 LVOT 进行激动标测并没有标测到激动提前的位置。

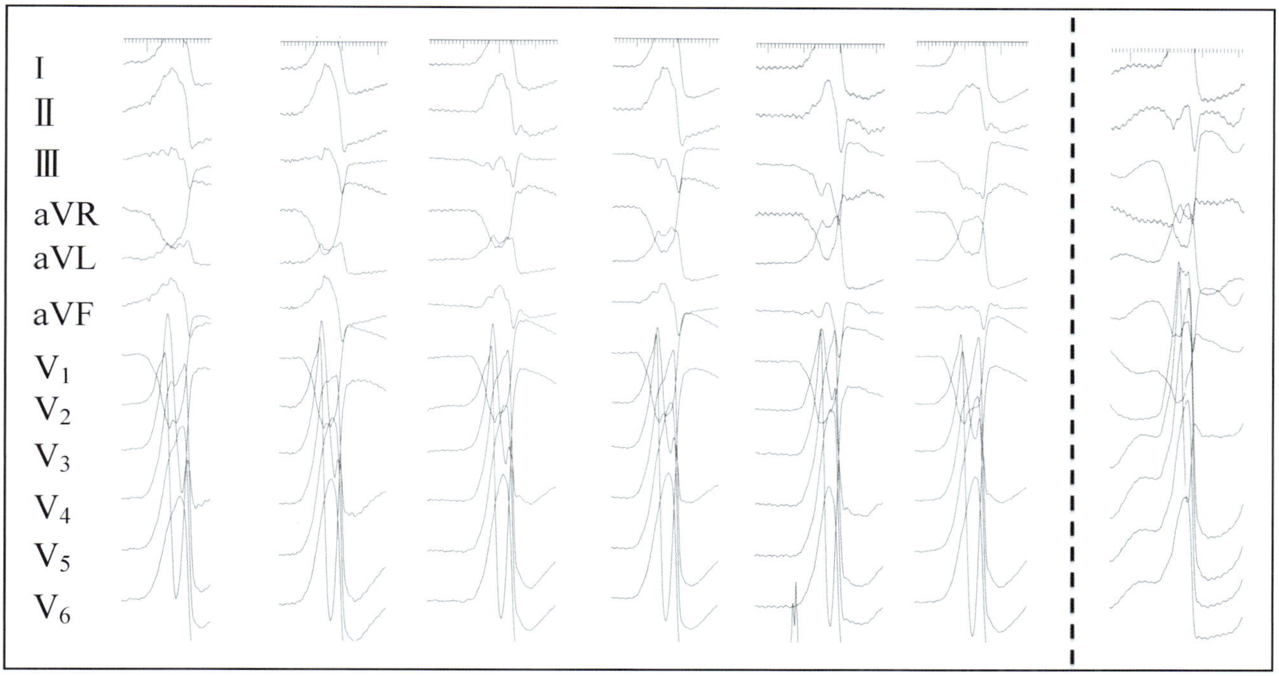

图 20.2 射频消融前自发的不同形态的 PVC（虚线左侧）和在靠近希氏束的心内膜突破口位置消融后的 PVC 形态（虚线右侧）

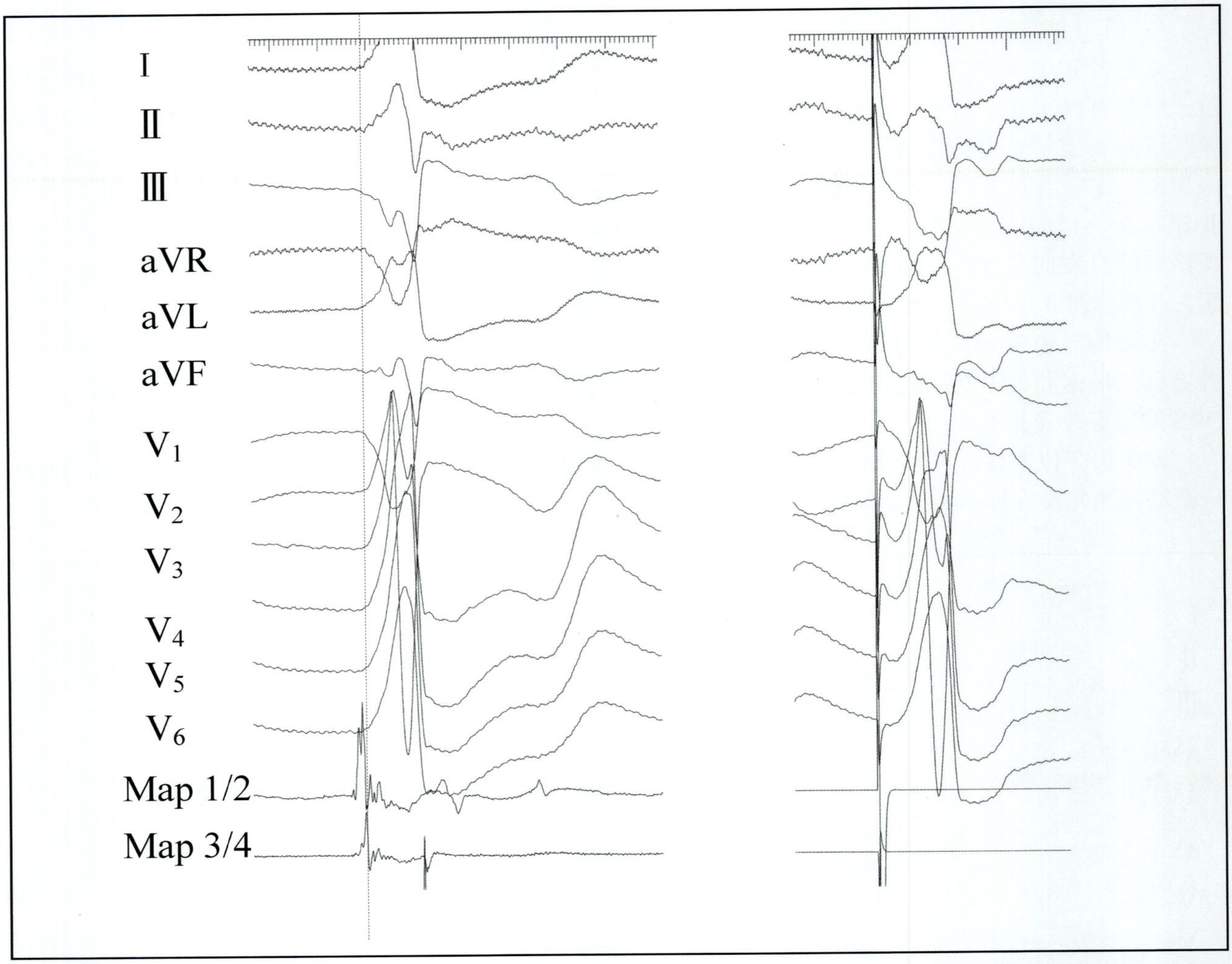

图 20.3 左图：心内膜下标测 PVC 激动时间（−35 ms）；右图：没有标测到匹配的起搏标测位置

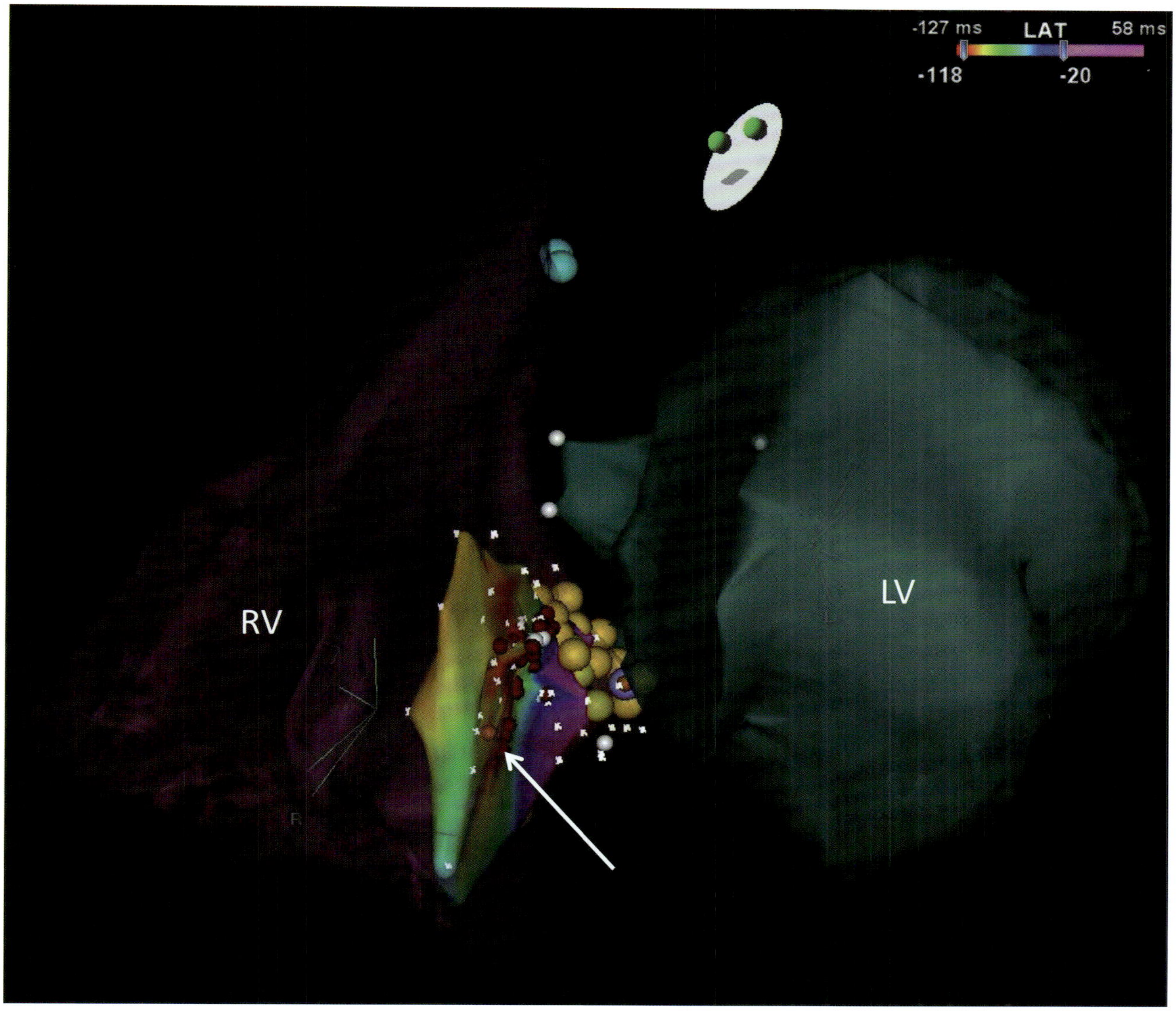

图 20.4 左心室（LV）、右心室（RV）三维超声重建图。橙色标记希氏束位置，红色标记消融位置，白色箭头所指处为最后消融的 PVC 靶点位置

参考文献

1. Yamauchi Y, Aonuma K, Takahashi A, et al. Electrocardiographic characteristics of repetitive monomorphic right ventricular tachycardia originating near the his-bundle. *J Cardiovasc Electrophysiol*. 2005;16:1041–1048.

病例 21

临床病史

病例 20 的患者还标测到另一种形态的频发 PVC（图 21.1）。

问题

基于图 21.2 信息，此种 PVC 起源于哪个位置，哪里是好的消融位点？

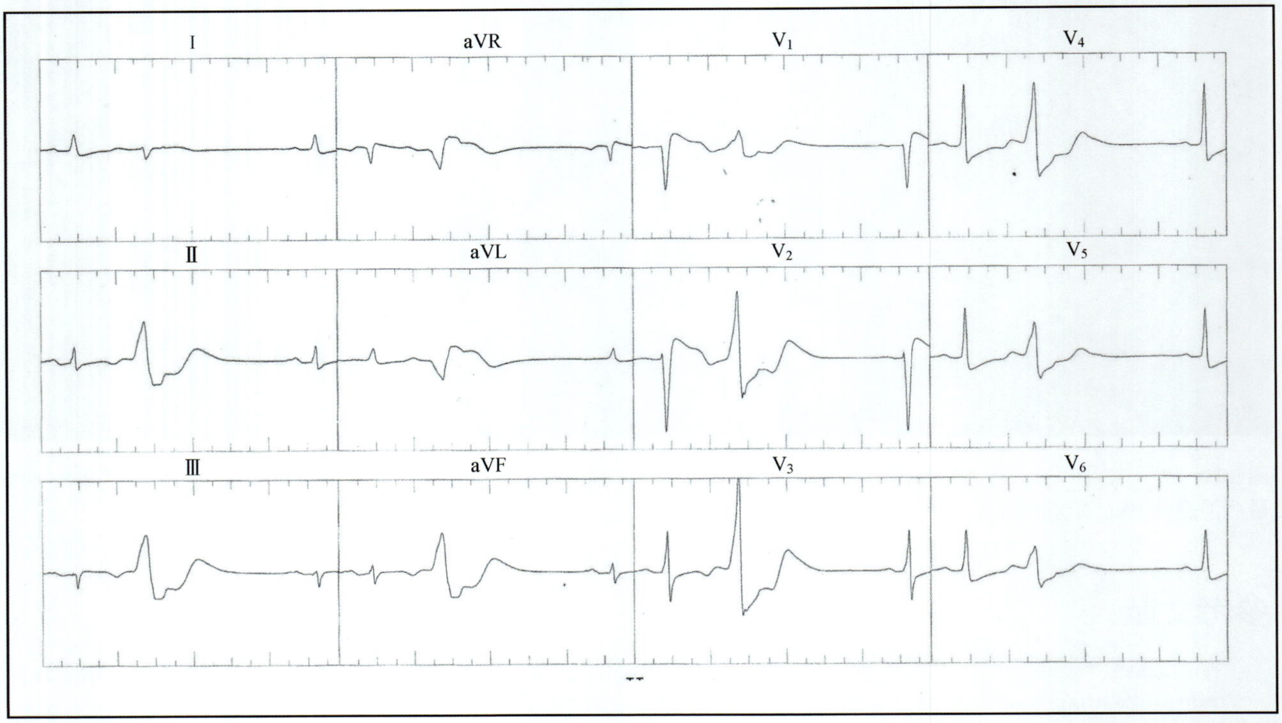

图 21.1 患者 PVC 的 12 导联心电图

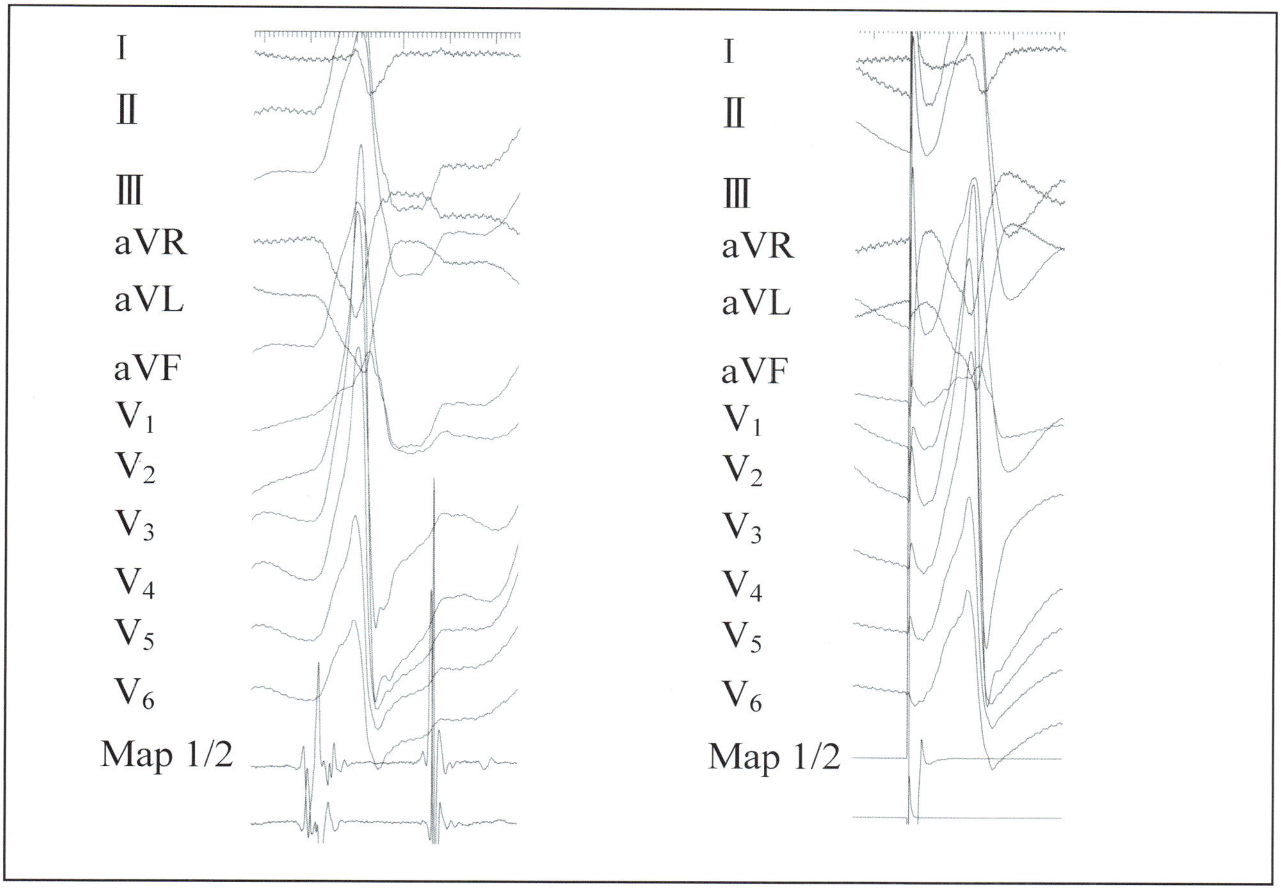

图 21.2 左图：在心大静脉远端激动标测 PVC 提前 30 ms；右图：该位置起搏标测图形和自身 PVC 匹配

回答

PVC 起源于 LV 前基底部心外膜侧（图 21.3）。提示该位置起源的线索有以下几点：电轴向下（LV 前侧），胸前导联一致向上（来源于基底部），V_1 导联初始斜度减小（假 δ 波）和 I 导联等电位负向 QRS 波（ I 导联起始无 r 波，支持心外膜来源）。基于图 21.2 标测的数据，提前的激动时间和匹配的起搏图形，提示这是一个好的消融位置。然而，还需要确认冠状静脉系统（CVS）内导管位置不能太靠近冠状动脉。

图 21.4 将 2D 超声置于 RVOT 进行心腔内超声探查，图中消融导管头端以绿色图标标记，靠近回旋支动脉。此处消融不太安全。

由于这种 PVC 并不多，因此未在心大静脉（GCV）进行操作。

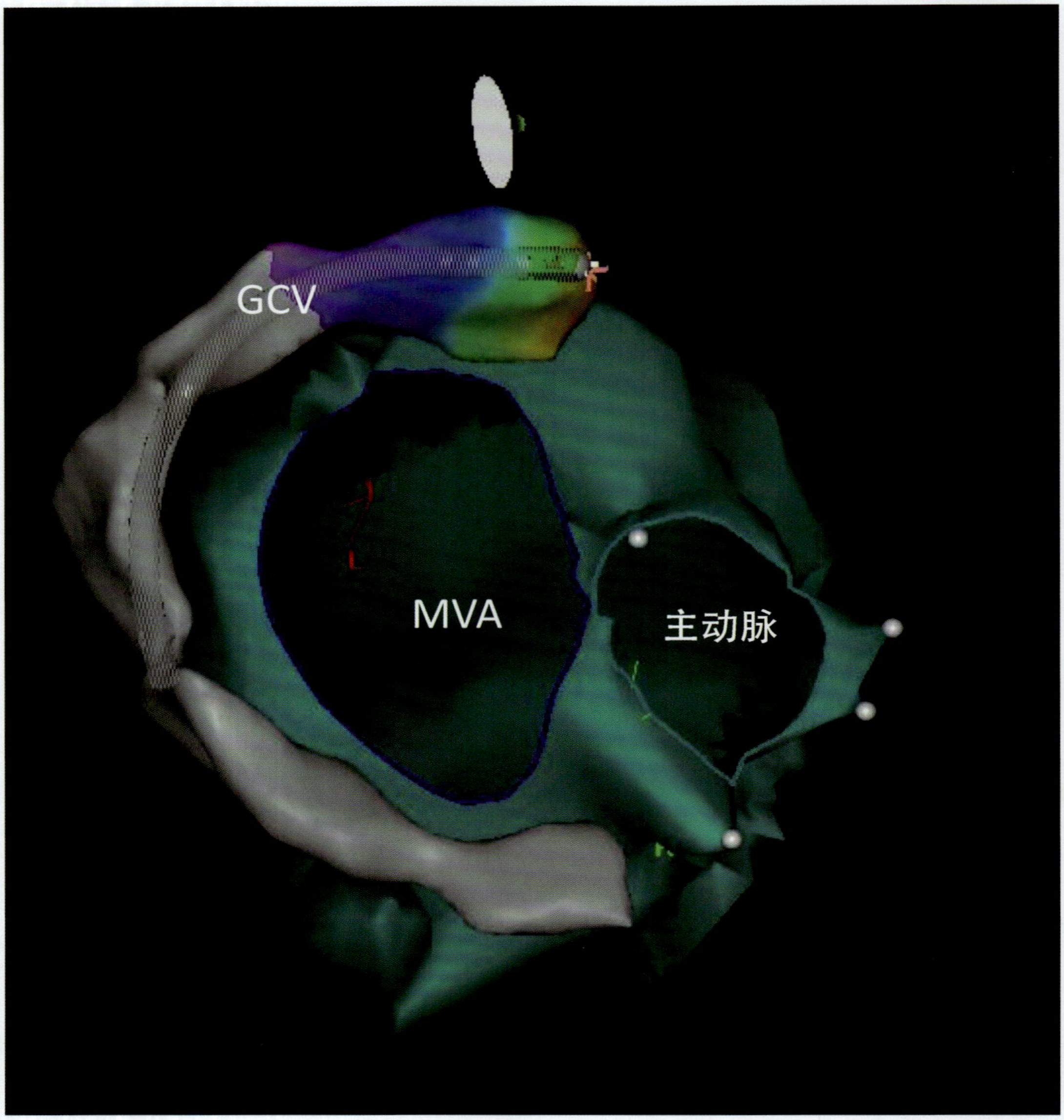

图 21.3 GCV 内的电解剖标测（EAM）和左心室三维超声重建的融合图像。标出了 GCV、二尖瓣环（MVA）和主动脉

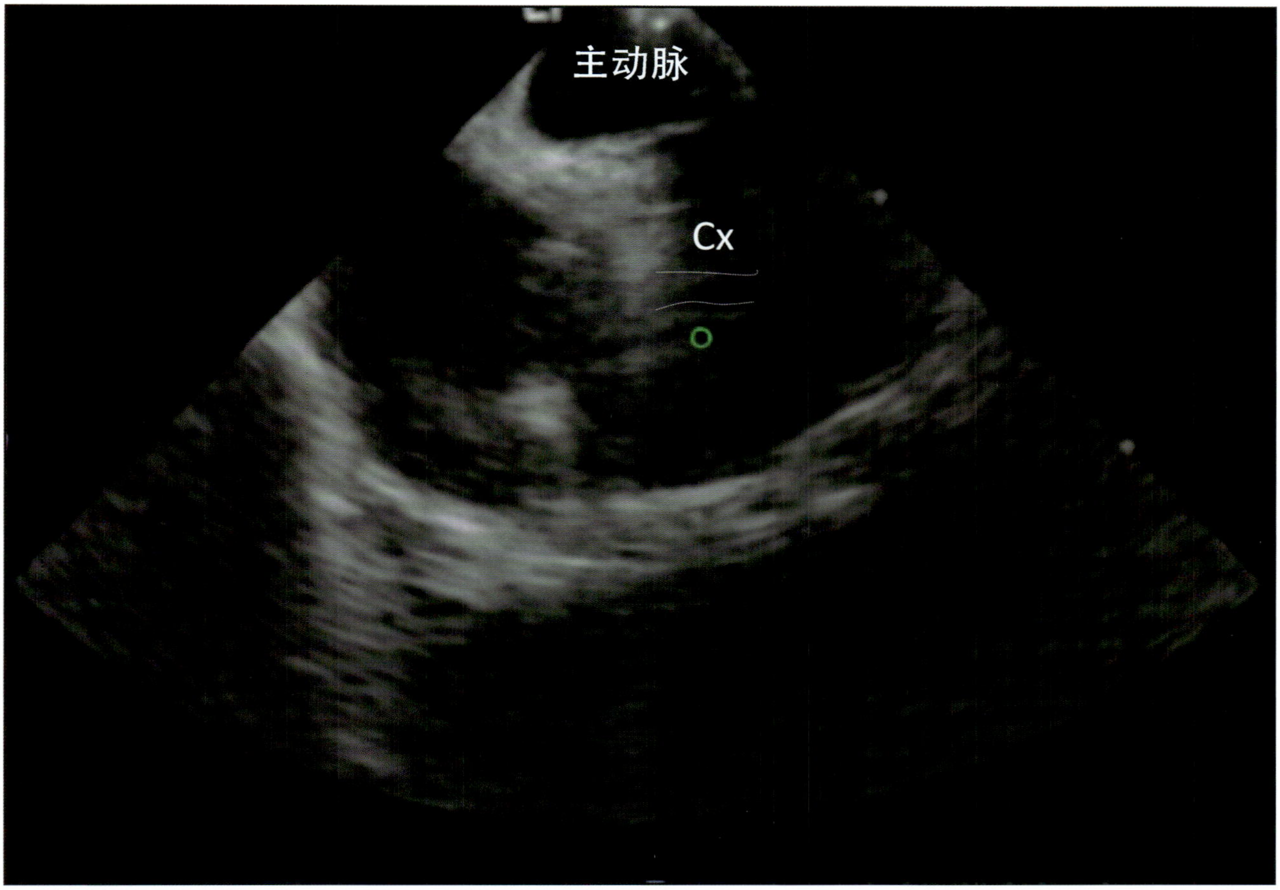

图 21.4 将 2D 超声置于 RVOT 进行心腔内超声探查，图中消融导管头端以绿色圆形标记，靠近回旋支动脉（用白色虚线表示）

病例 22

临床病史

一位 72 岁男性，既往有冠心病，外科手术史，PCI 手术史，脑卒中史，以及高血压、血脂异常和糖尿病史。为一级预防心脏性猝死于 5 年前植入 ICD。

近 2 个月来，患者 PVC 和非持续性 VT 发作较前频繁。心脏 MRI 显示室间隔中层延迟增强。超声心动图示射血分数 15%。

问题

图 22.1 PVC 起源于何处？

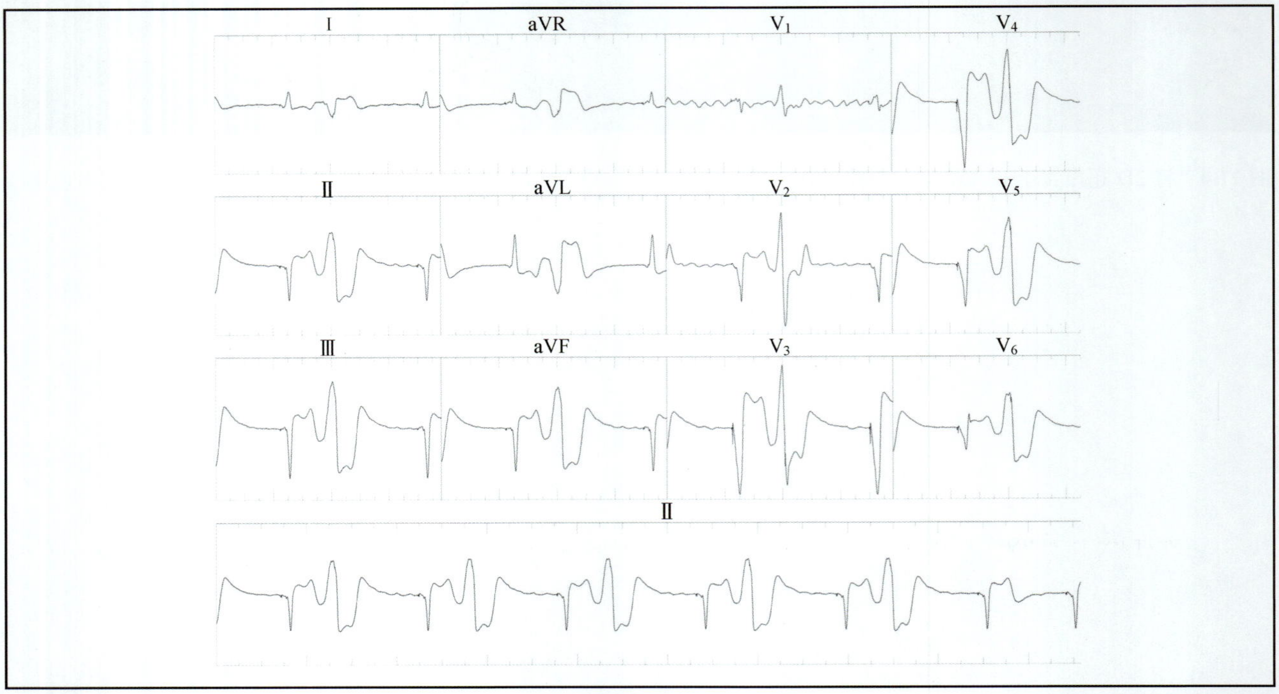

图 22.1 PVC 12 导联心电图

回答

PVC 起源于左冠窦（LCC）和 RCC 联合部之间。V_1 导联 PVC 可见 W 形。V_1 导联 W 形态多见于起源于联合部的心律失常。参考之前的文献[1-2]，分析了主动脉联合部起源的 PVC 不同形态。有些不同之处可能和 V_1 及 V_2 导联电极放置位置有关。

主动脉窦部消融并未终止 PVC，于联合部 LV 侧以更高能量进行消融，导管头端以 J 形成角消融有助于终止 PVC。RVOT（图 22.2）、主动脉联合部（图 22.3）和 LVOT 瓣下区域（图 22.4 和 22.5）标测数据如图显示。在成功位点并没有标测到匹配的起搏图形，提示更深的 SOO。

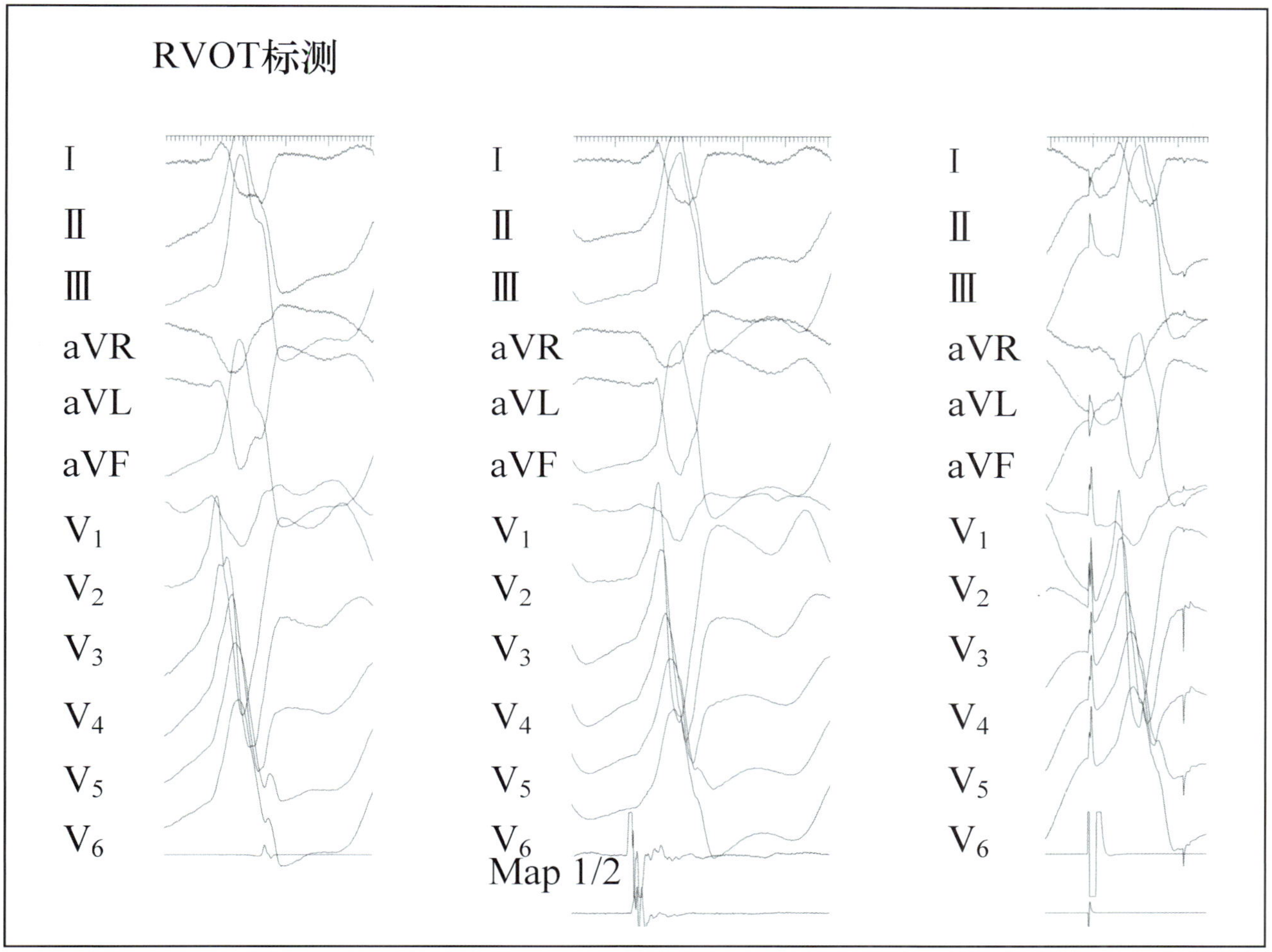

图 22.2 通过 RV 标测 PVC。左图：自身 PVC；中图：最早激动时间提前 35 ms（Map 1/2）；右图：起搏标测到相似图形。RV 射频消融无效

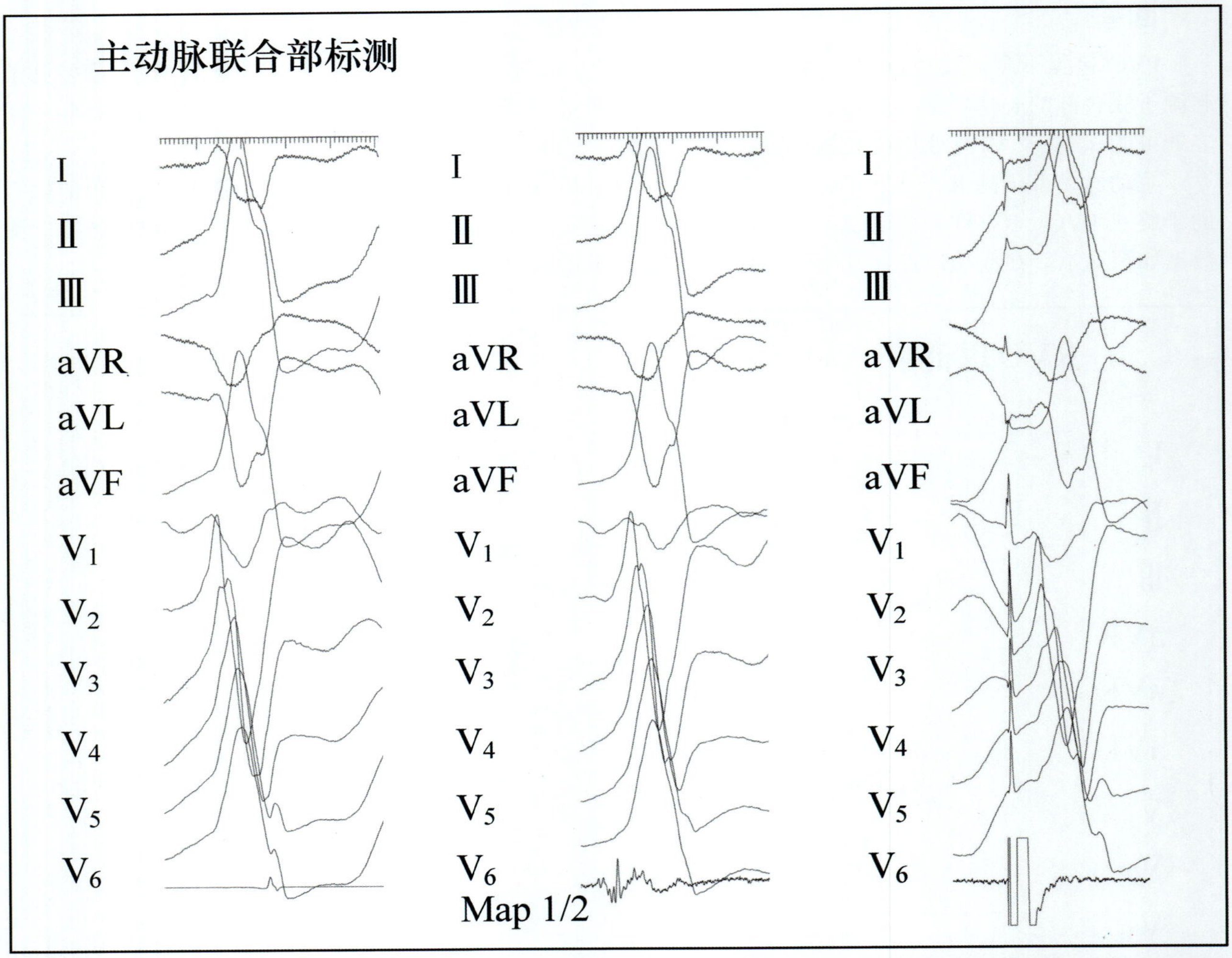

图 22.3 主动脉联合部标测 PVC。左图：自身 PVC；中图：最早激动时间提前 30 ms（Map 1/2）；右图：匹配的起搏标测图形。射频消融未终止 PVC

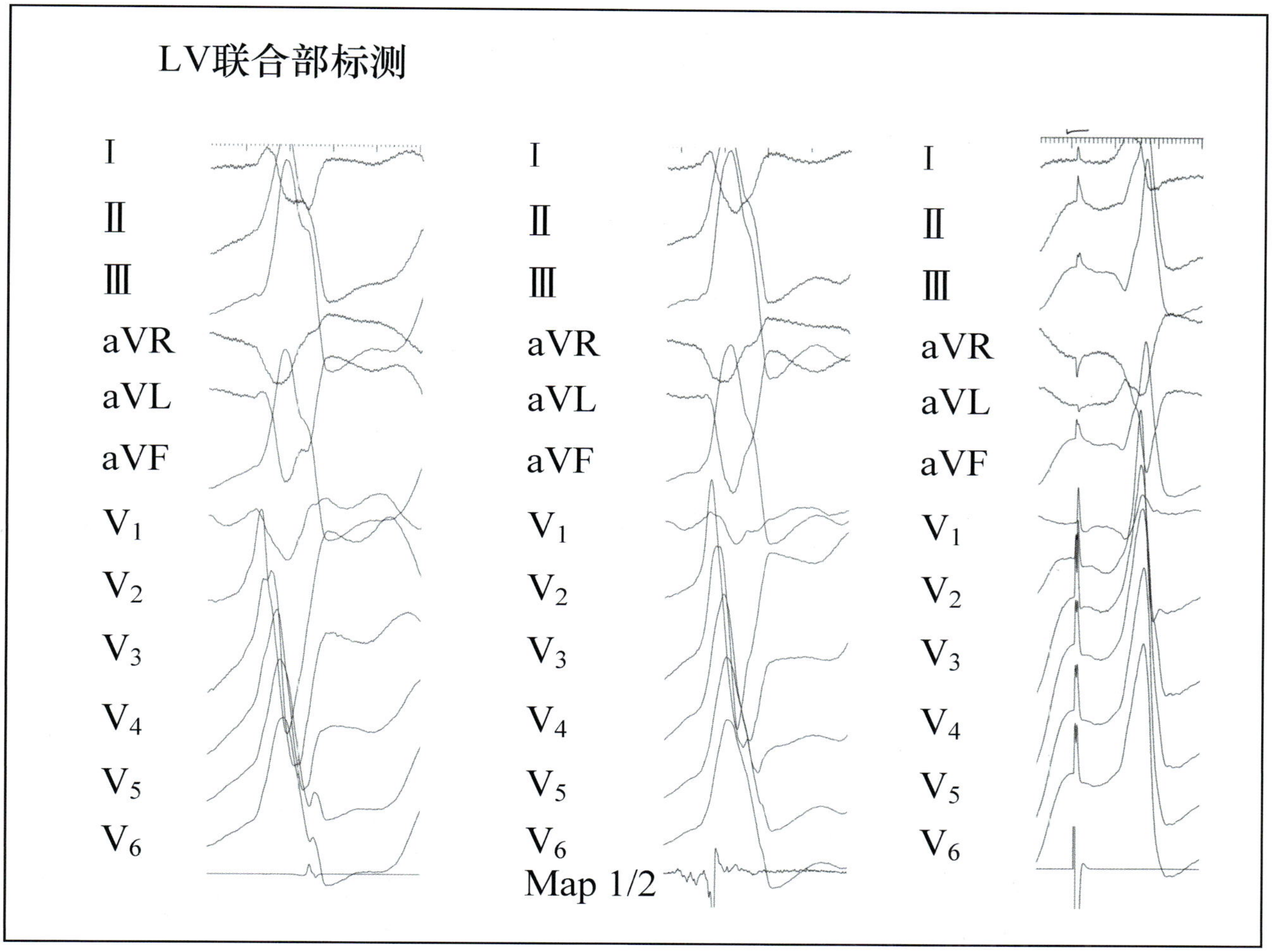

图 22.4 于联合部 LV 侧标测 PVC。左侧：自身 PVC；中间：最早激动时间提前 25 ms（MAP 1/2）；右侧：没有匹配的起搏标测图形。此处射频消融终止 PVC

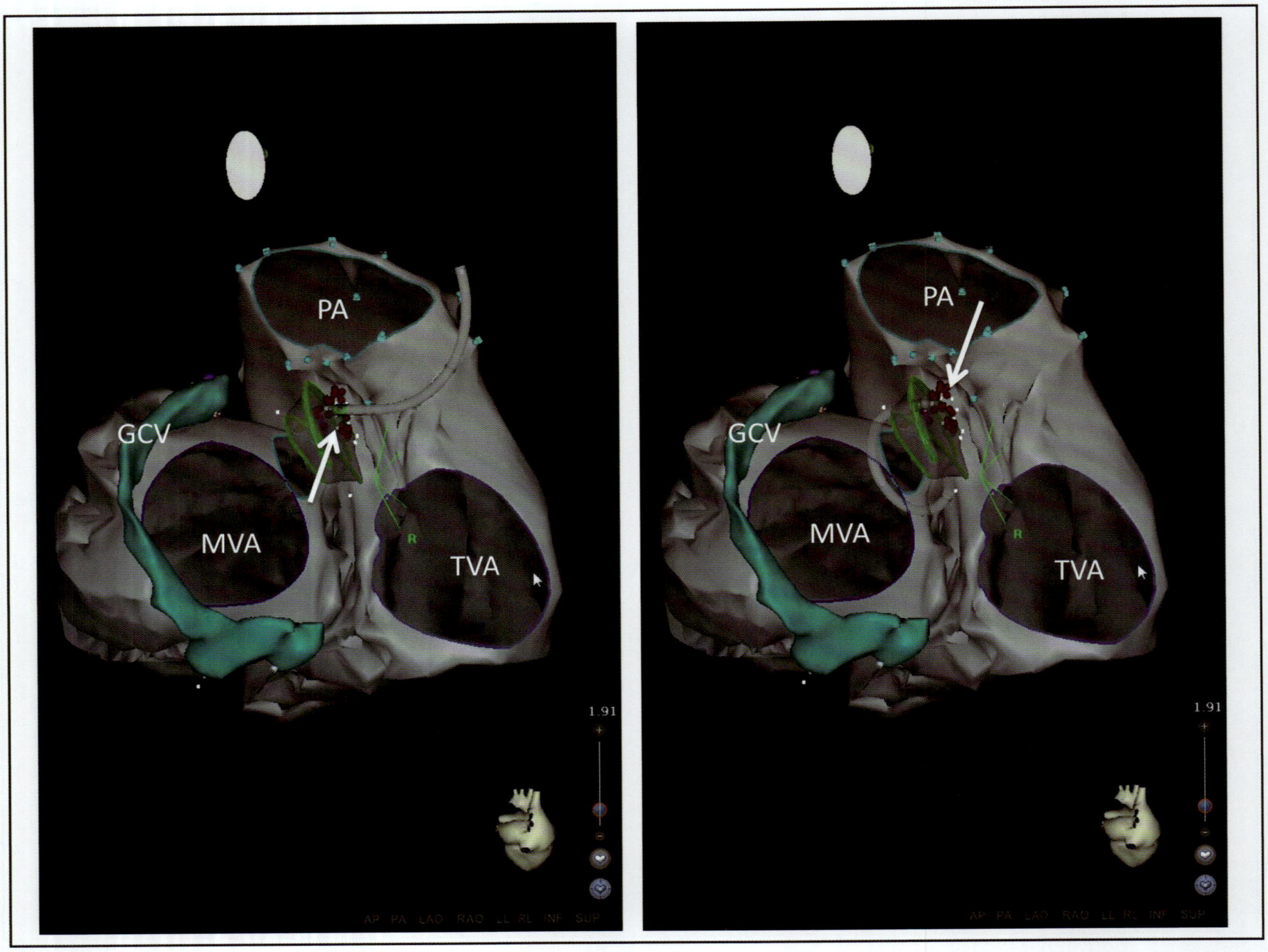

图 22.5 左图：LV 和 RV 主动脉联合部三维超声重建；右图：和左图一样，导管在联合部 LV 侧；图中标记了肺动脉（PA）、二尖瓣环（MVA）、心大静脉（GCV）和三尖瓣环（TVA）

参考文献

1. Yamada T, Yoshida N, Murakami Y, et al. Electrocardiographic characteristics of ventricular arrhythmias originating from the junction of the left and right coronary sinuses of valsalva in the aorta: The activation pattern as a rationale for the electrocardiographic characteristics. *Heart Rhythm.* 2008;5:184–192.
2. Bala R, Garcia FC, Hutchinson MD, et al. Electrocardiographic and electrophysiologic features of ventricular arrhythmias originating from the right/left coronary cusp commissure. *Heart Rhythm.* 2010;7:312–322.

病例 23

临床病史

患者，63 岁男性，曾因二叶式主动脉瓣行主动脉瓣置换术。患者频发症状性室早，室早负荷高达 30%，超声心动图提示左心室大小以及射血功能正常。患者曾服用胺碘酮治疗，之后出现肺部副作用。该患者转诊后欲行消融手术。

问题

图 23.1 显示了频发的成对室早。这些室早起源于何处?

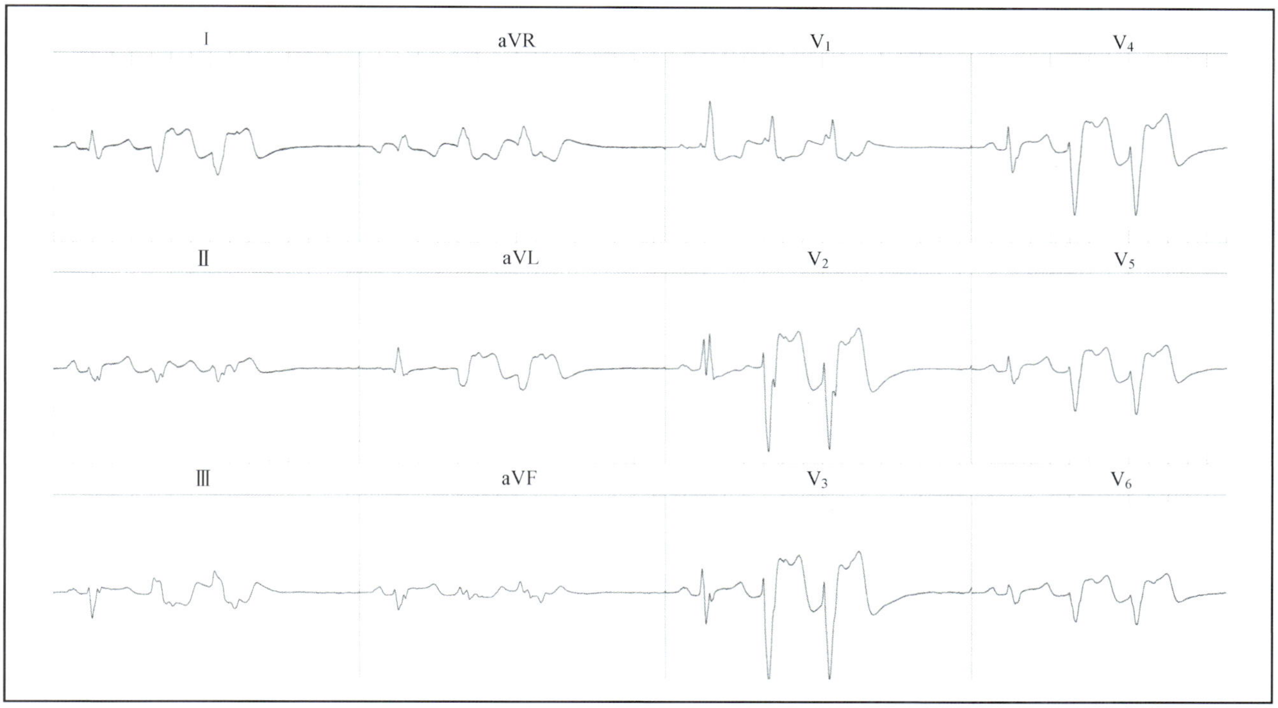

图 23.1 12 导联心电图所示的成对室早

回答

室早起源于左心室前心尖部的远端浦肯野纤维系统。室早起源点的心室腔内图前可以看到一个尖锐的电位（图 23.2），但在窦性心律前却没有显示出浦肯野电位。起源点定位于后内侧乳头肌延伸 / 插入的肌小梁上（图 23.3）。图 23.2 中显示了窦性心律的 QRS 波形态呈右束支传导阻滞，之后紧跟了一个室早；因此，第一个 QRS 波不是室早。V_2～V_5 导联 QRS 波尖锐的起始部分支持室早是由特殊传导系统参与的，而非普通的心肌起源。

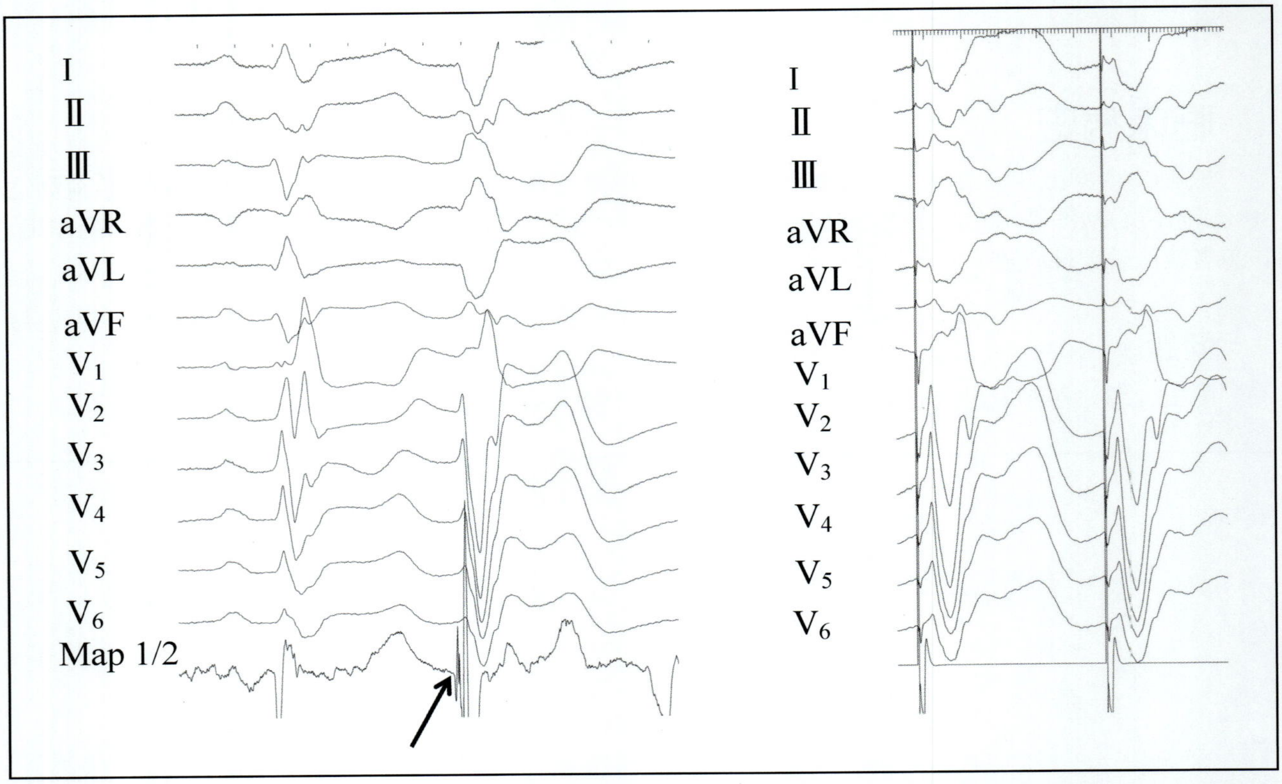

图 23.2 从起源点处的腔内图中显示在 QRS 波前 20 ms 可以看到一个尖锐的电位（左图箭头所指）。起搏图形与靶点室早的形态非常相像（右图）

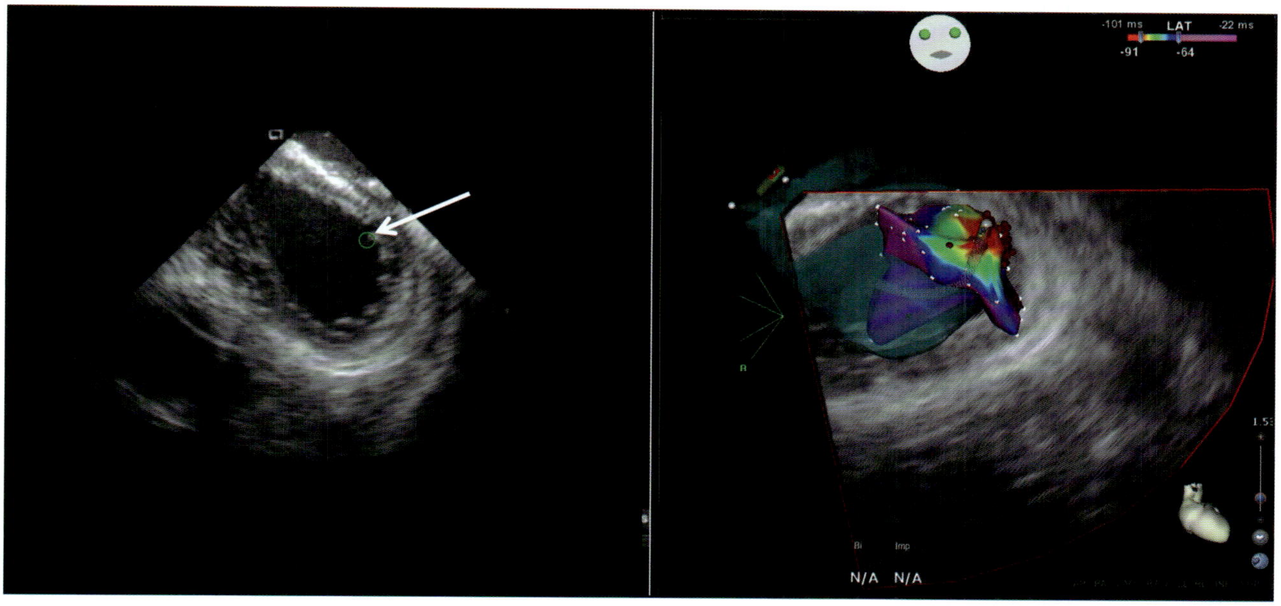

图 23.3 左图：通过导管头端所指示的位置结合左心室心尖部超声显示心律失常的起源位于后内侧乳头肌插入的其中一个肌小梁上（图中绿色环以及白色箭头所指）。右图：超声心动图上叠加激动顺序图后显示的左心室心尖部图像。显示的导管放置位置即为心律失常起源部位

病例 24

临床病史

患者，63 岁女性，表现为非缺血性心肌病，射血分数 35%，中度二尖瓣反流，高血压和糖耐量异常。除了呼吸短促和轻度劳累外，患者没有症状。在常规体格检查中发现频发的室性早搏。室早负荷约为 25%。心脏磁共振成像未有延迟增强显影。

问题

图 24.1 中的室早起源于哪里以及如何进行消融治疗？

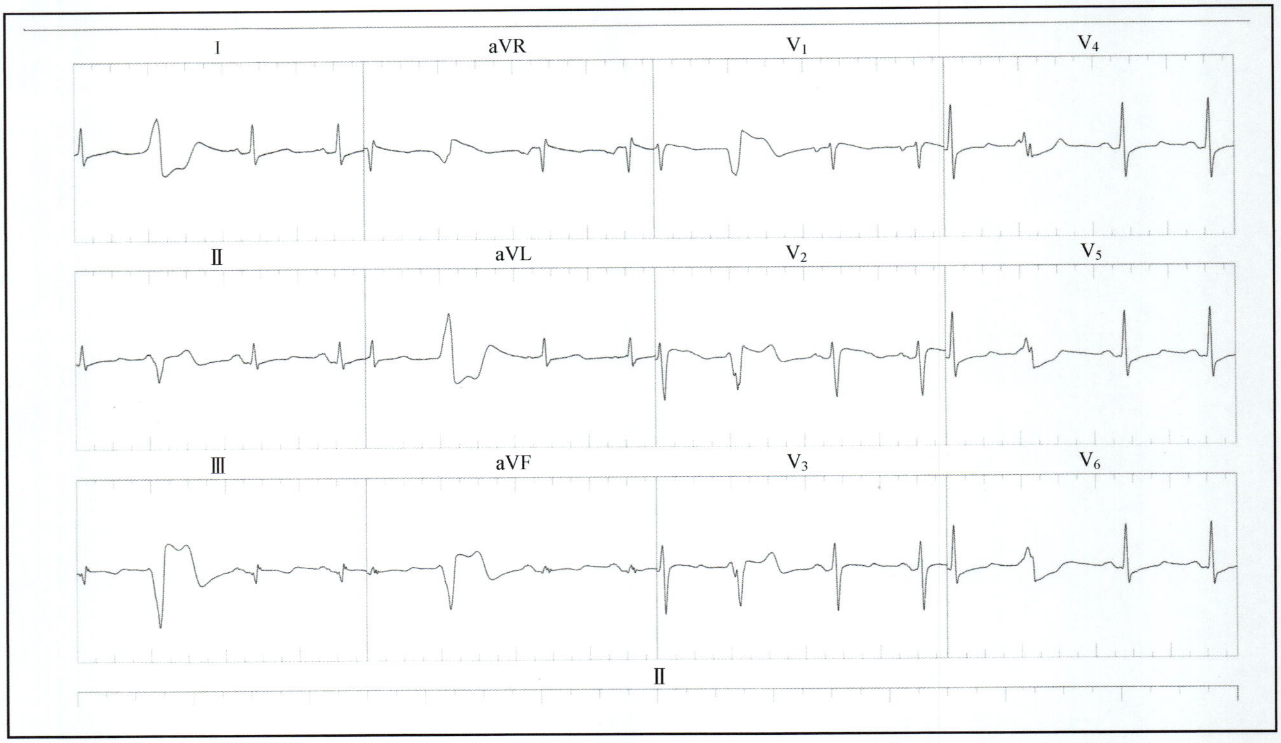

图 24.1 室早的 12 导联心电图形态

回答

该室早起源于希氏束旁靠近慢径路区域。希氏束旁起源的室早具有以下主要特点：V_1 导联呈 Q 波，Ⅰ导联见高大的 R 波电位（＞下壁导联），同样在 aVL 导联可见到 R 波。在这个患者的心电图中，下壁导联都是负向的。这常常就表明了起源点在希氏束下方，这个病例也确实如此。标测到的最早激动位置可以看到有心房电位显示。心房腔内图的 V：A 比例约为 4：1，是典型的慢径路消融部位（图 24.2）。起搏的图形与室早形态匹配≥11/12 导联，提示了起源点离外膜面接近（图 24.3），在希氏束区域下部进行消融时，热量传导的过程中可见到慢径路消融时典型的交界区心律出现。在消融过程中 V-A 传导被密切监控，最终室早在没有影响到房室传导的情况下被消融成功。

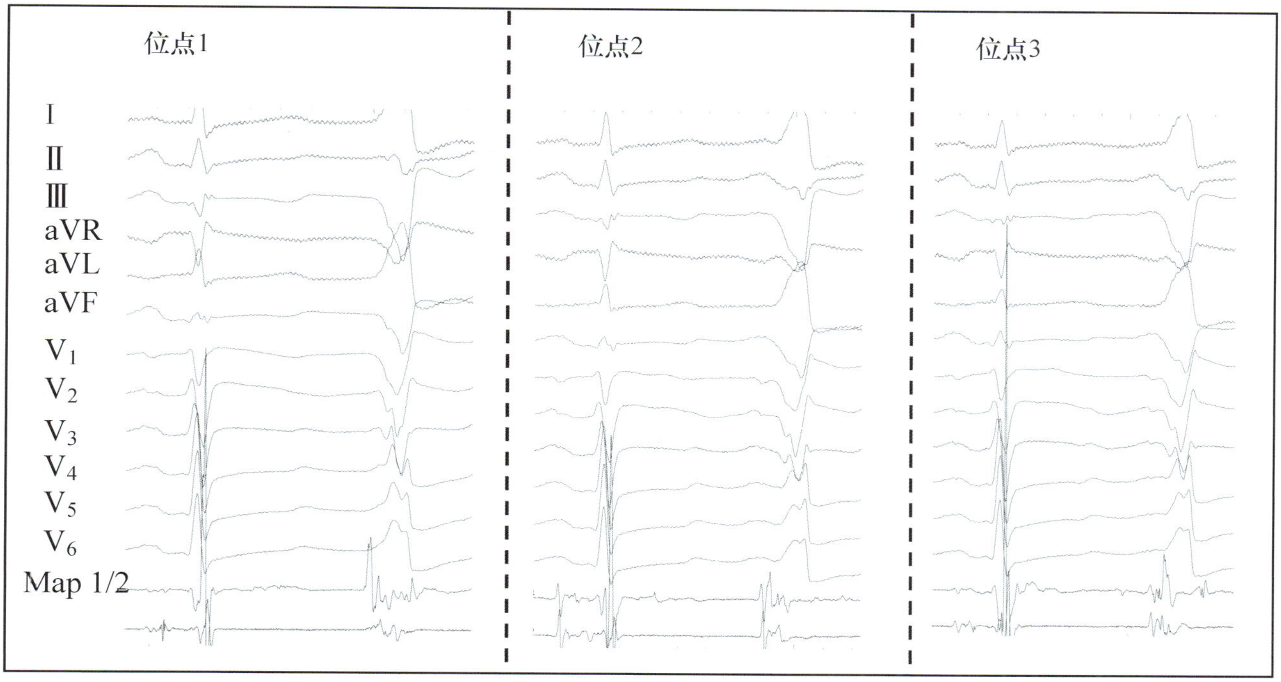

图 24.2 在靠近希氏束的几个有提早电位的部位进行了反复的标测。在位点 1 和位点 2 的腔内图中都能在消融导管的远端电极（Map 1/2）上记录到希氏束电位。在标测的位点 3 腔内图上，没有出现希氏束电位，可以发现一个很小的心房电位，提示这个位置接近慢径路区域

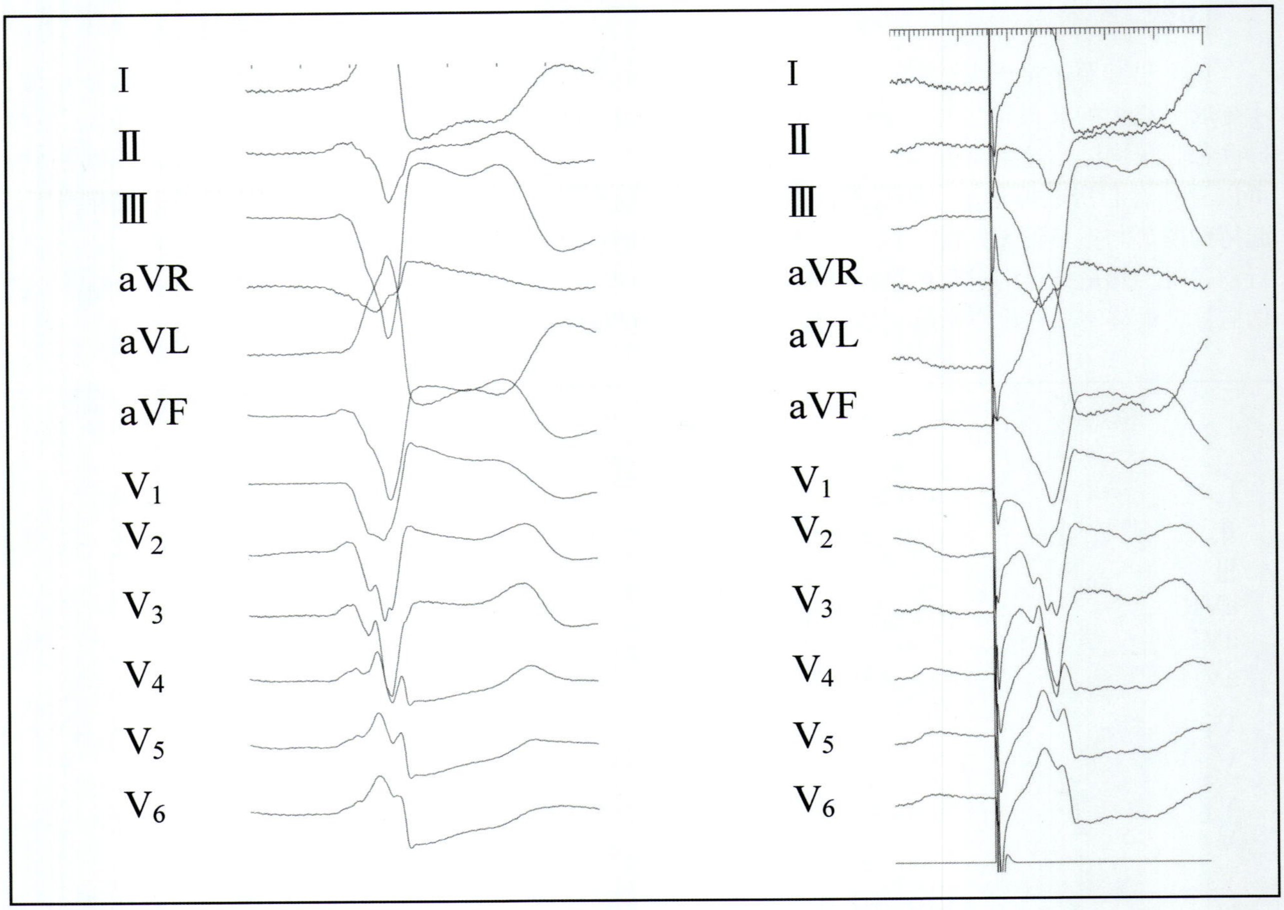

图 24.3 可见与自发室早（左侧图）相匹配的起搏标测图形（右侧图）

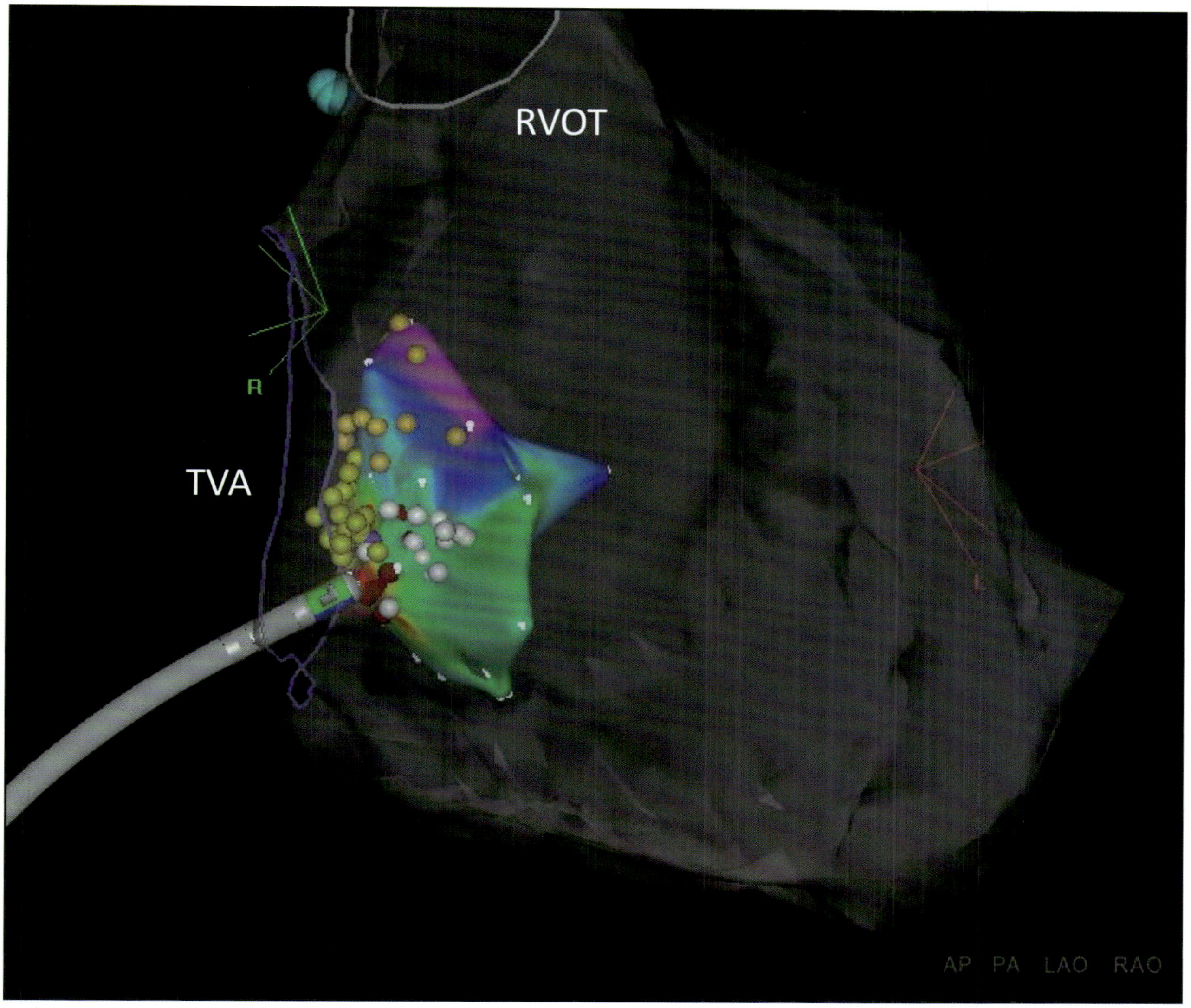

图 24.4 本图展示了在前位下电解剖激动图和三维重建图融合后的右心室图形。橙色的点表示了希氏束，红色的点表示了消融损伤的区域。导管显示消融有效的位置

病例 25

临床病史

一位 73 岁男性，有升主动脉瘤病史，曾行保留主动脉瓣的主动脉根部修复手术。他有频发的室早，并且在 1 年前有过一次室早消融手术。术后他的活动耐量有所提高，但室早负荷依然在提高。动态心电图显示室早负荷为 20.5%，超声心动图显示其射血分数为 43%。

问题

图 25.1 中所示的室早起源于何处，应该如何定位？

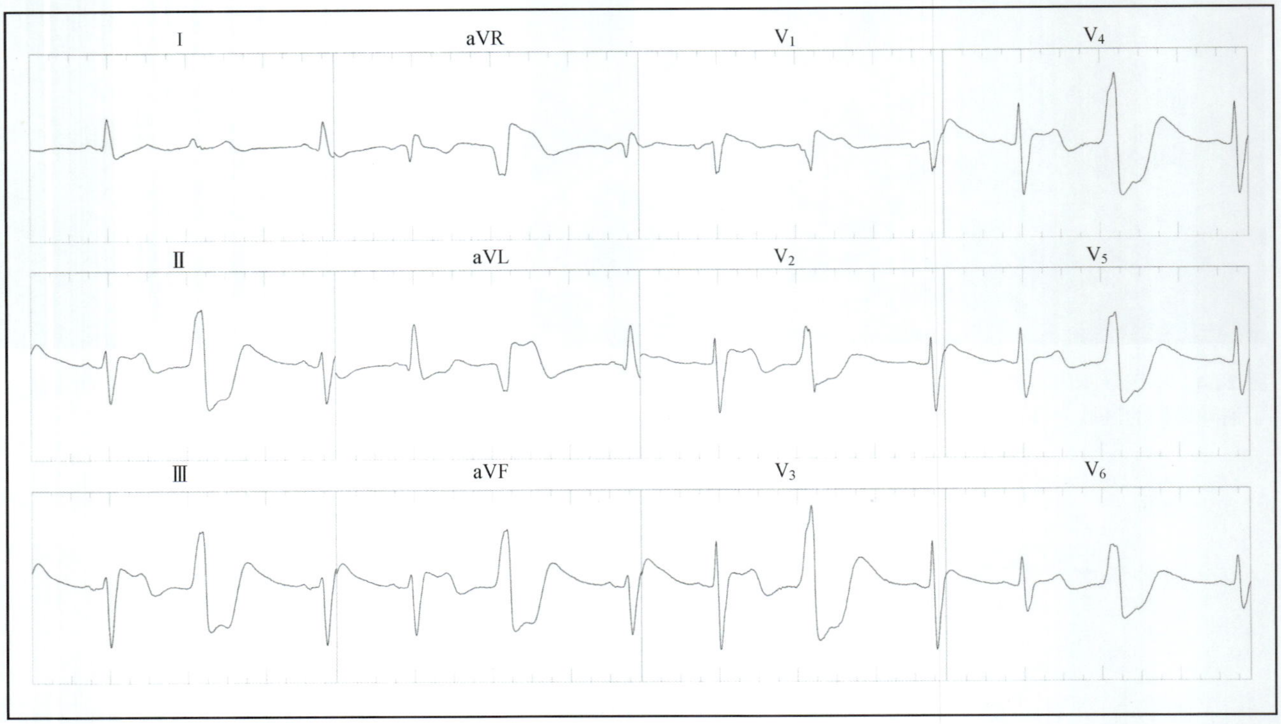

图 25.1 室早的 12 导联心电图表现

回答

起源于心室肌壁内。心电图没有明确的线索，但是通过之前的手术可见射频消融的能量是通过穿支静脉传递到心肌壁内的。

在 V_1 导联中，缓慢的下降支可能提示起源于心外膜，但是在心室肌内起源的情况下，从心室肌内起源后通过缓慢传导直到传导的波阵面到达了特定传导系统（也可能出现 V_1 导联这样的表现）。在 I 导联表现为显著的正向 R 波也和左心室游离壁心外膜来源的推断相违背。于穿支静脉中标测到的最早时限提前了 70 ms（图 25.2）。射频的能量在这个部位传导的过程中，室早的第一种形态消失，转变成第二种形态。虽然在这个部位起搏，出现一个长的起搏 -QRS 间期后的图形与第二种室早可匹配，但是这个形态的室早在这个部位却无法被消融消除。第二种室早在主动脉瓣和右心室流出道被标测到。当把消融导管放置在主动脉瓣下方再调整后移位到右心室 / 左心室移行处，能够标测到提前 40 ms 的靶点，然而这个部位却无法起搏出匹配的图形。射频消融能量在这个部位发放后消除了室早。总结一下，这个室早

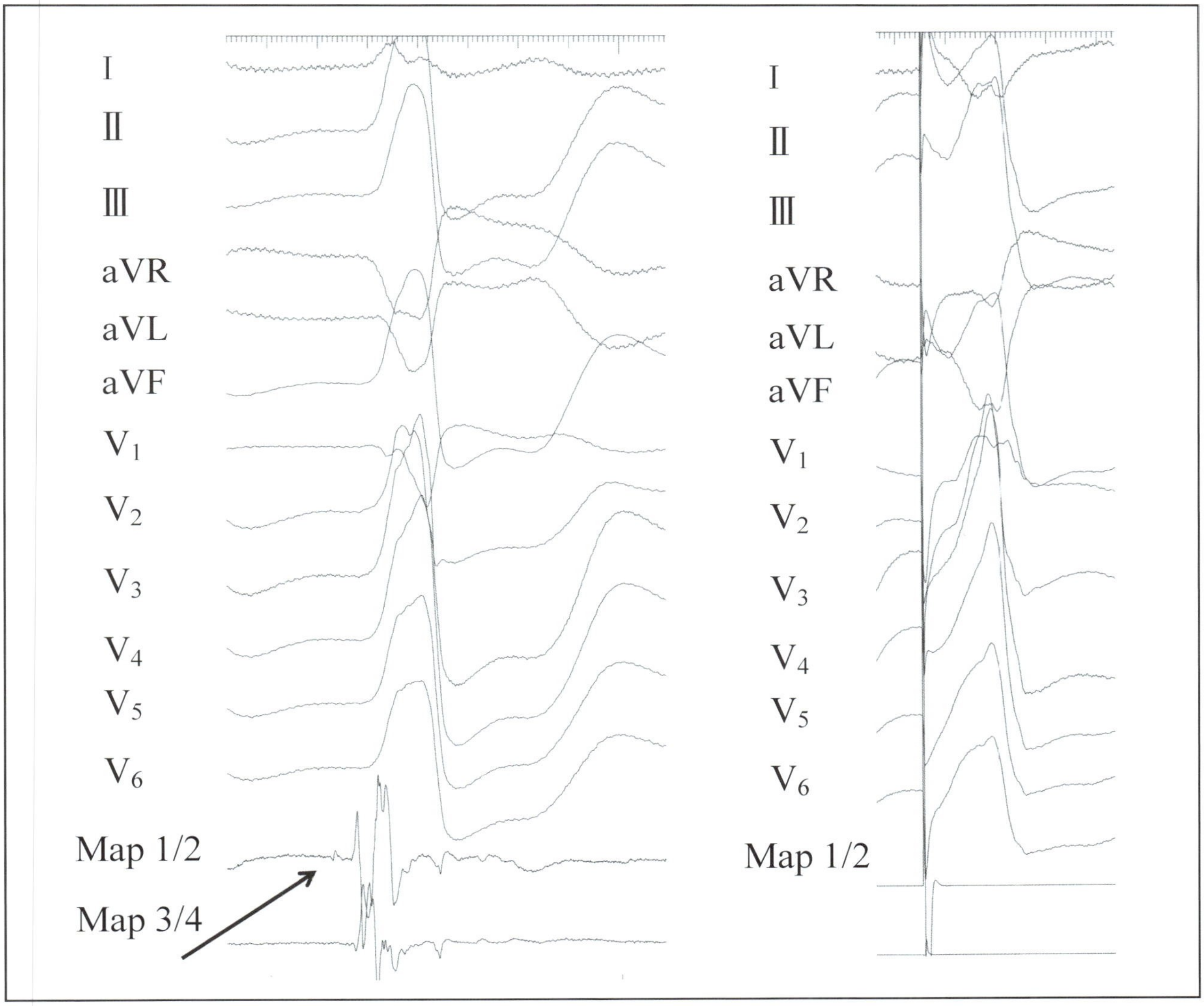

图 25.2 左图：在心大静脉的穿间隔支标测到心腔内最早的激动部位。提前的时限为 70 ms（黑色箭头处）。右图：在这个部位起搏的 QRS 波形态与左图中自发的室早形态不匹配

起源于心室肌内伴有两个不同的出口：①在心外膜靠近起源点的穿支静脉（射频消融能量最初传导的部位）；②主动脉瓣，射频消融就是在这里消除了室早。图 25.3 显示了消融导管在穿支静脉中标测到了最早的提前电位，在这里消融成功了第一种室早。

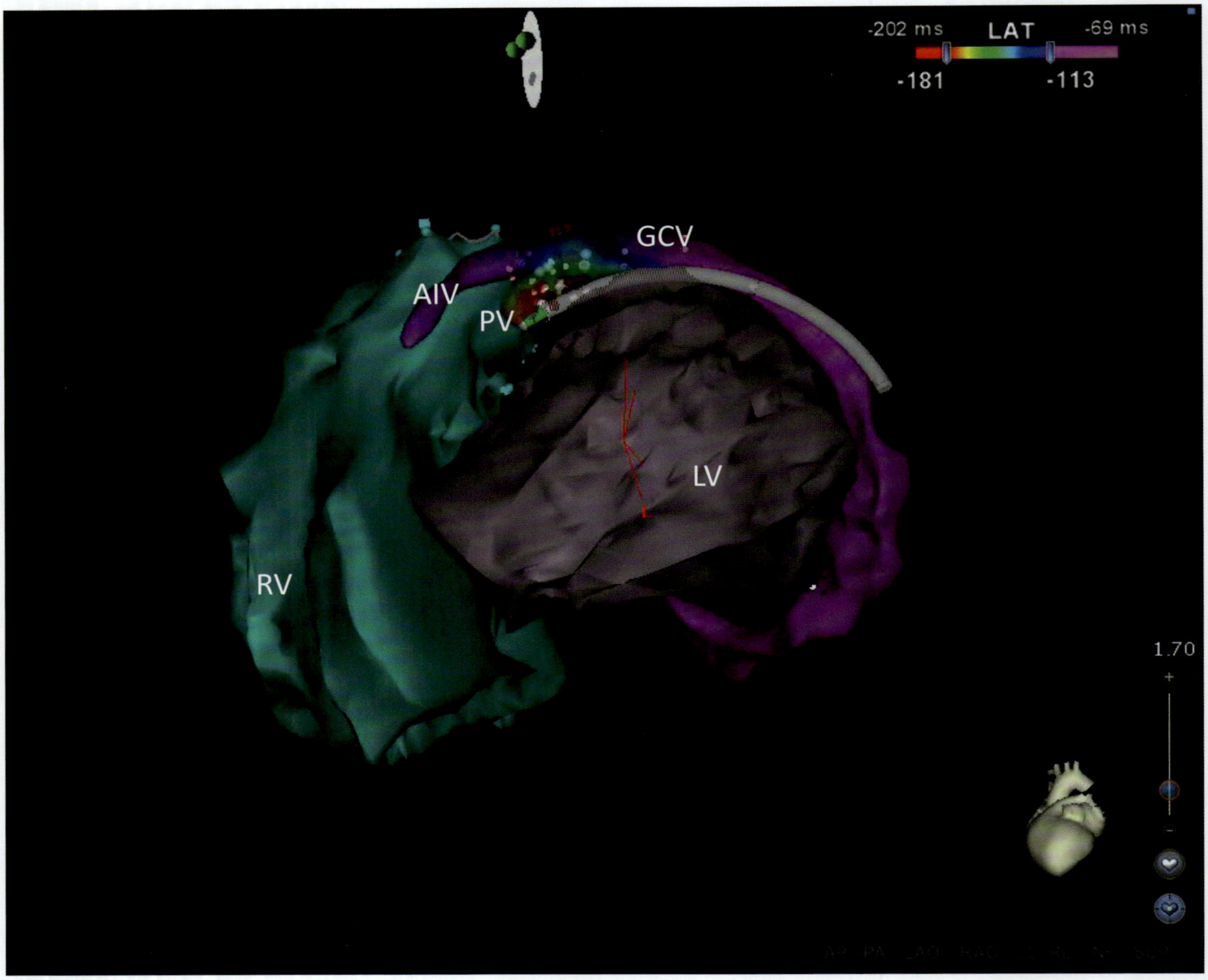

图 25.3　三维重建后的左心室（LV）与右心室（RV）的心腔内超声构建图形。消融导管放置于心大静脉（GCV）的电解剖图展示了冠状静脉系统的激动顺序。前室间隔静脉（AIV）和穿支静脉（PV）均被显现出来

病例 26

临床病史

46 岁男性，有心脏结节病史伴有完全性房室传导阻滞，因持续性单形性室速导致 ICD 放电。他一直服用索他洛尔和美西律，但都没能抑制室速的发作。心脏磁共振检查显示右心室流出道中间隔部分延迟增强。他的射血分数正常。

问题

图 26.1 和图 26.2 展示了这个患者 10 种室速中的 2 种。它们是从何处起源的?

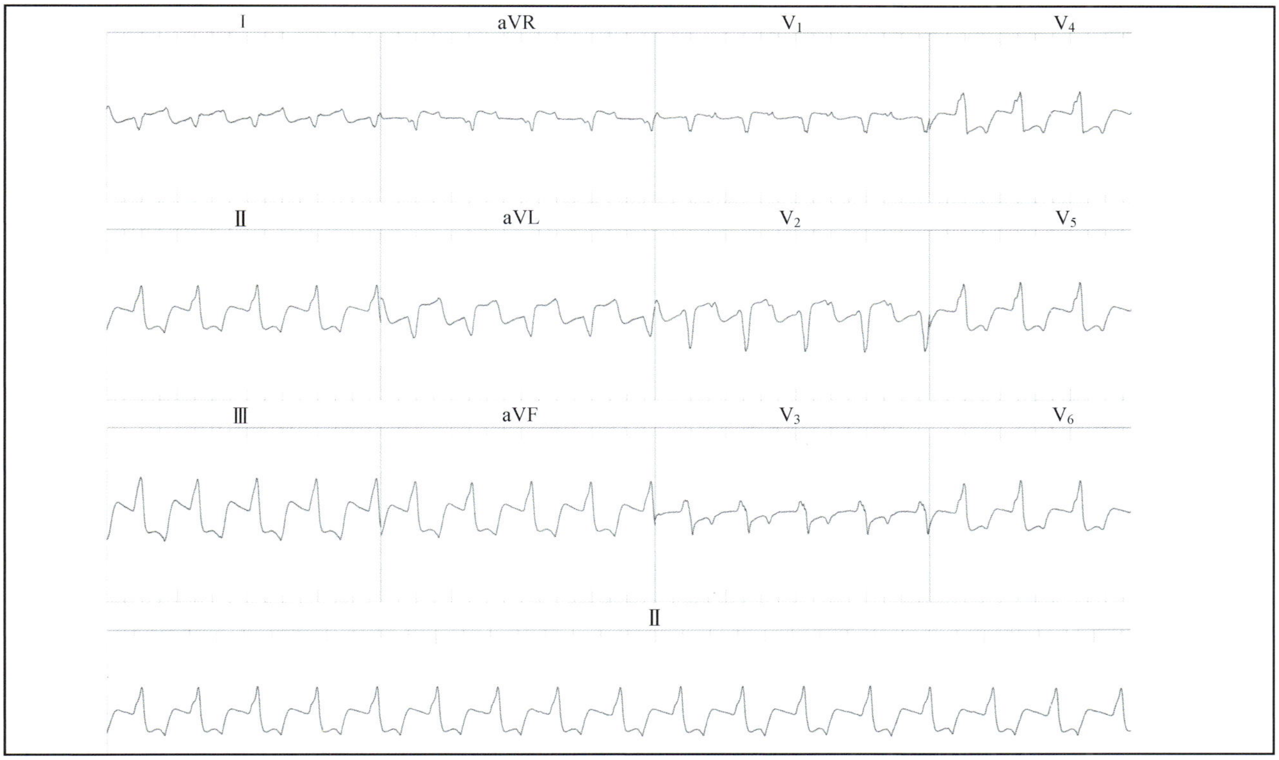

图 26.1 2 种室速的 12 导联心电图

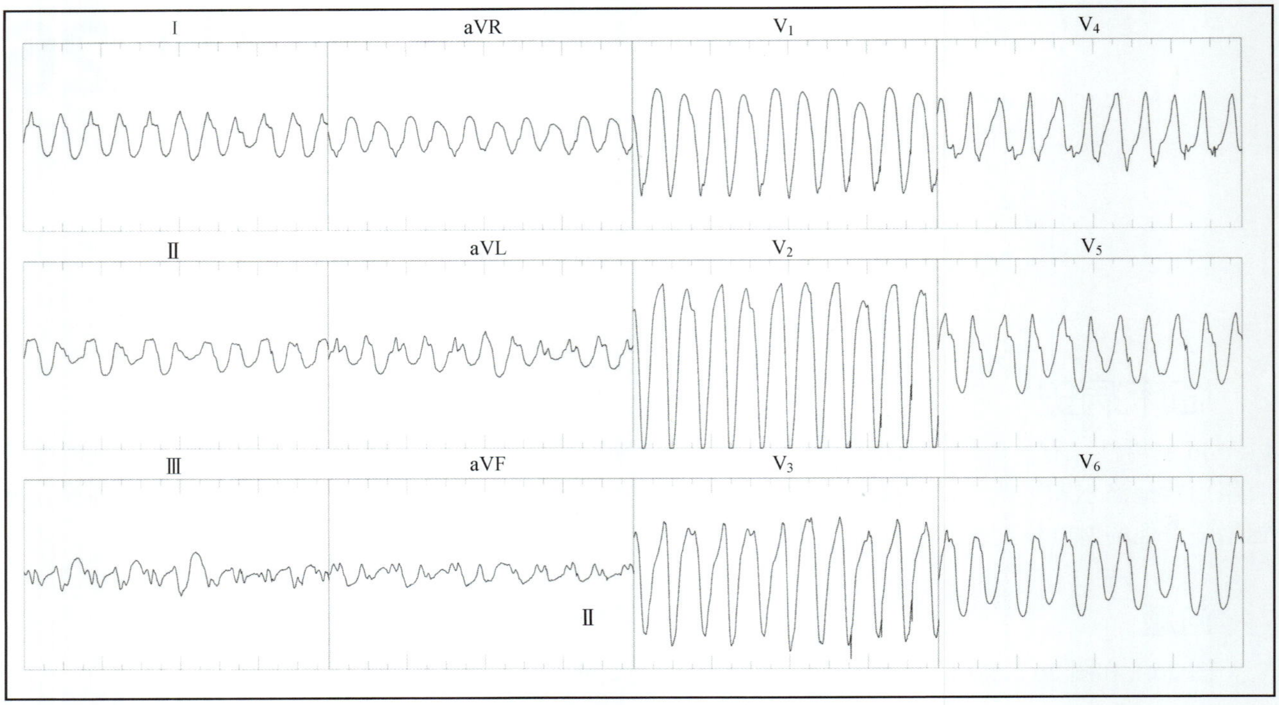

图 26.2 2 种室速的 12 导联心电图

回答

这两种室速均起源于右心室流出道的间隔部。两种室速的起搏标测图形彼此相距 3 cm 左右，然而这两种室速形态非常不同。根据 12 导联心电图形态，第一种室速应该是特发性室速，呈左后分支阻滞形态，QRS 波时限相对较窄。标测到的最提前位点与最匹配的起搏位点位于右心室流出道的靠前位置。第二种室速形态要宽很多，在下壁导联有切迹，提示出口位于游离壁。这个表现被用来区分特发性右心室流出道室速与致心律失常性右心室心肌病的瘢痕相关室速。特发性右心室流出道室速因主要为间隔部起源，因此 QRS 波常较窄；而致心律失常性右心室心肌病导致的室速则由于游离壁起源的发病率较高，因此 QRS 波常较宽[1]。在正常组织中进行起搏刺激出现如此差异的 QRS 波形态是不常见的；但是在瘢痕存在时却可以表现得非常不同。在这个病例中，两种起源的室速当中存在一条阻滞线，这条线在窦性心律情况下由隔离电位指示可以看到。在阻滞线之上，起搏的图形和第一种室速匹配；在阻滞线之下，基本和第二种室速匹配。第二种室速的形态提示起源位于右心室流出道基底靠后侧，靠近希氏束，即 V_1 导联呈 Q 波，Ⅰ导联见高大的 R 波（大于下壁导联 R 波），aVL 导联起始段呈正向。两种室速的出口均展示在图 26.3 中。

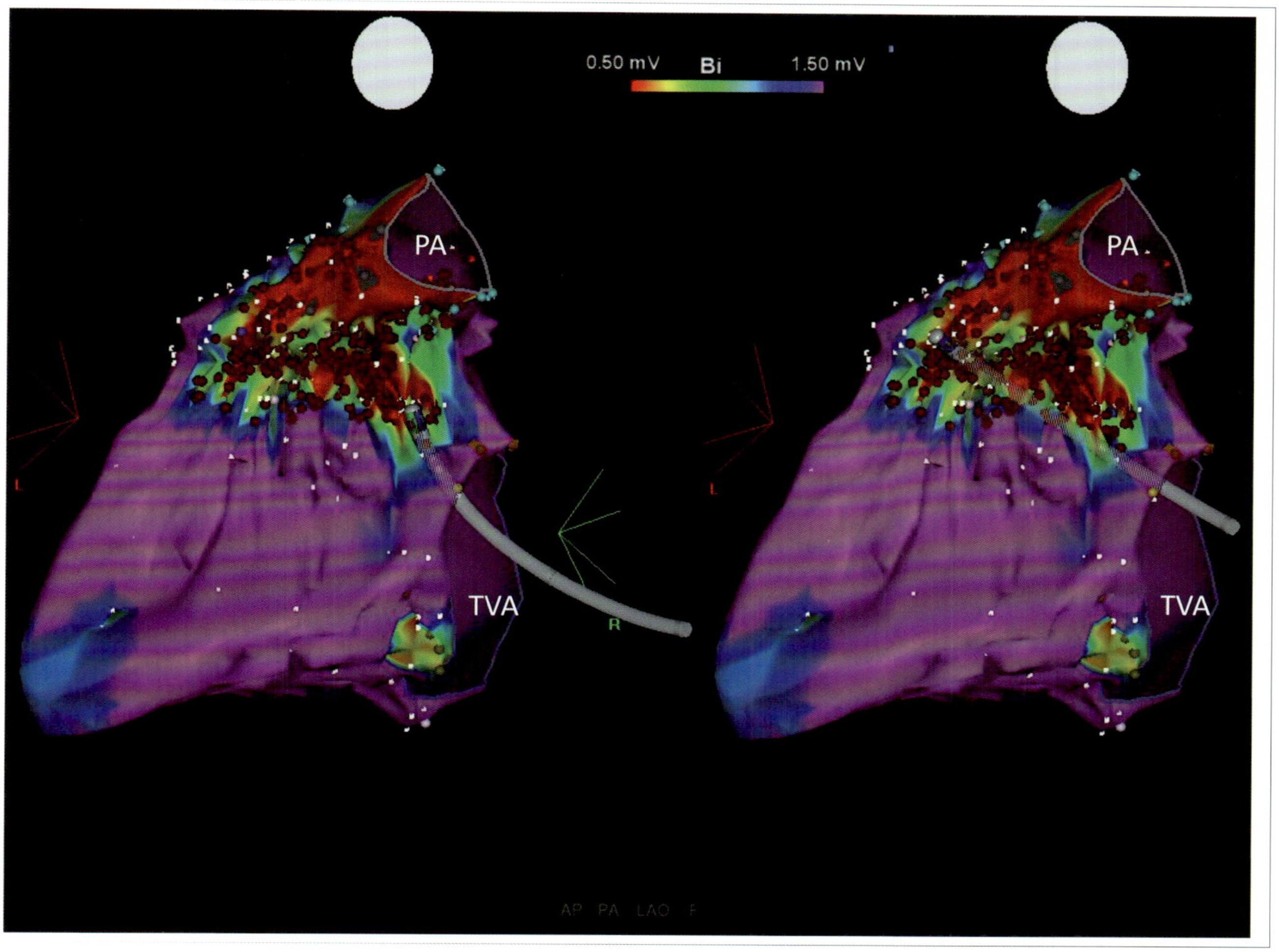

图 26.3 左图：右心室流出道部位的电解剖双极电压图，导管所示位置为最佳起搏刺激与第二种室速匹配的位置；右图：右心室流出道部位的电解剖双极电压图，导管所示位置为最佳起搏刺激与第一种室速匹配的位置。两个部位相距 3 cm

参考文献

1. Hoffmayer KS, Machado ON, Marcus GM, et al. Electrocardiographic comparison of ventricular arrhythmias in patients with arrhythmogenic right ventricular cardiomyopathy and right ventricular outflow tract tachycardia. *J Am Coll Cardiol.* 2011;58:831–838.

（严鹏勇 译 凌天佑 校）

病例 27

现病史

79 岁男性患者，频发室早就诊，既往曾行射频消融术，术中标测到两种形态室早，并予消融。术后室早负荷从 10% 下降到 4.5%，但患者仍有不适，故要求再次消融。患者双室心功能良好。磁共振成像显示在右心室中间隔区域有局灶延迟强化，考虑和既往消融有关。图 27.1 为患者 12 导联心电图。

问题

图 27.1 中的室早起源部位是哪里？

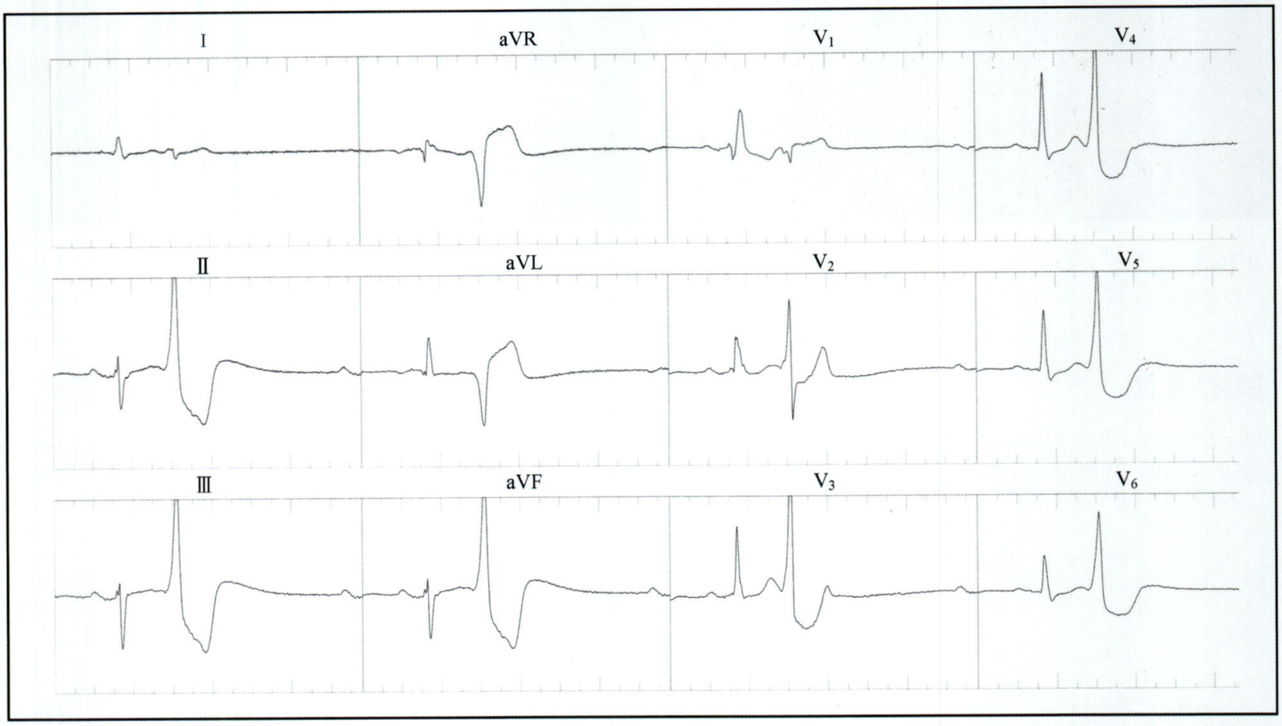

图 27.1 12 导联心电图的室早形态

回答

这个室早起源于左心室流出道主动脉窦下，室早形态并不是一个常规的左冠窦室早起源形态。冠状动脉窦起源的典型室早形态为左束支传导阻滞、移行区在 V_3 导联之前以及 V_1 或 V_2 导联的宽大 R 波[1]。当 R 波振幅超过 QRS 波的 50% 且在 V_1 或 V_2 导联 R/S 比值超过 30% 时，提示室早起源于冠状动脉窦。对于这个病例，室早在 V_1 导联呈 QS 形态，无 R 波存在，但 V_2 导联的形态符合冠状动脉窦起源标准。有研究表明 V_1 或 V_2 导联 QS 形态提示室早起源于 LCC 与 RCC 交界处[2]。另一研究发现该交界部位起源的室早在 V_1 或 V_2 导联上表现为 Qr 形态[3]。这些研究结果使得起源于冠状动脉窦及其交界处的室早形态存在不确定性。Bala 等研究发现 19 例起源于窦交界处的室早中有 15 例 V_1 导联为 QS 形态，而 18 例起源于冠状动脉窦内的室早仅有 2 例表现为该形态[2]。

在这例患者中，我们在 LCC 内的起搏形态与临床室早相似但并不完全相同（图 27.2）。在之前的消融术中术者尝试了在 LCC 内消融，但消融失败，因此我们在局部可记录到远场电位的形态（图 27.3）。我们通过将导管头端塑成 J 形后将其置于主动脉窦下。导管远端呈现为远场电位形态，同时近端的激动时间要早于远端（图 27.3）。将导管略微松开后，导管到达了一个更近端的位置，该部位激动时间最为提前，局部消融成功消除了室早（图 27.4）。因此，这例室早起源于 LCC 与 LVOT 的交界处。既往研究表明，当 V_5/V_6 导联存在 S 波时，室早更多见起源于瓣下，而不是瓣上[4]。然而，这与该病例表现不符。欧阳教授等发现起源于 LVOT 瓣下的室早形态特点包括：① aVL 的 Q 波振幅大于 aVR 导联；② Ⅲ 导联与 Ⅱ 导联的 R 波振幅比值大于 1.1[5]；与这个病例的心电图特点相符。

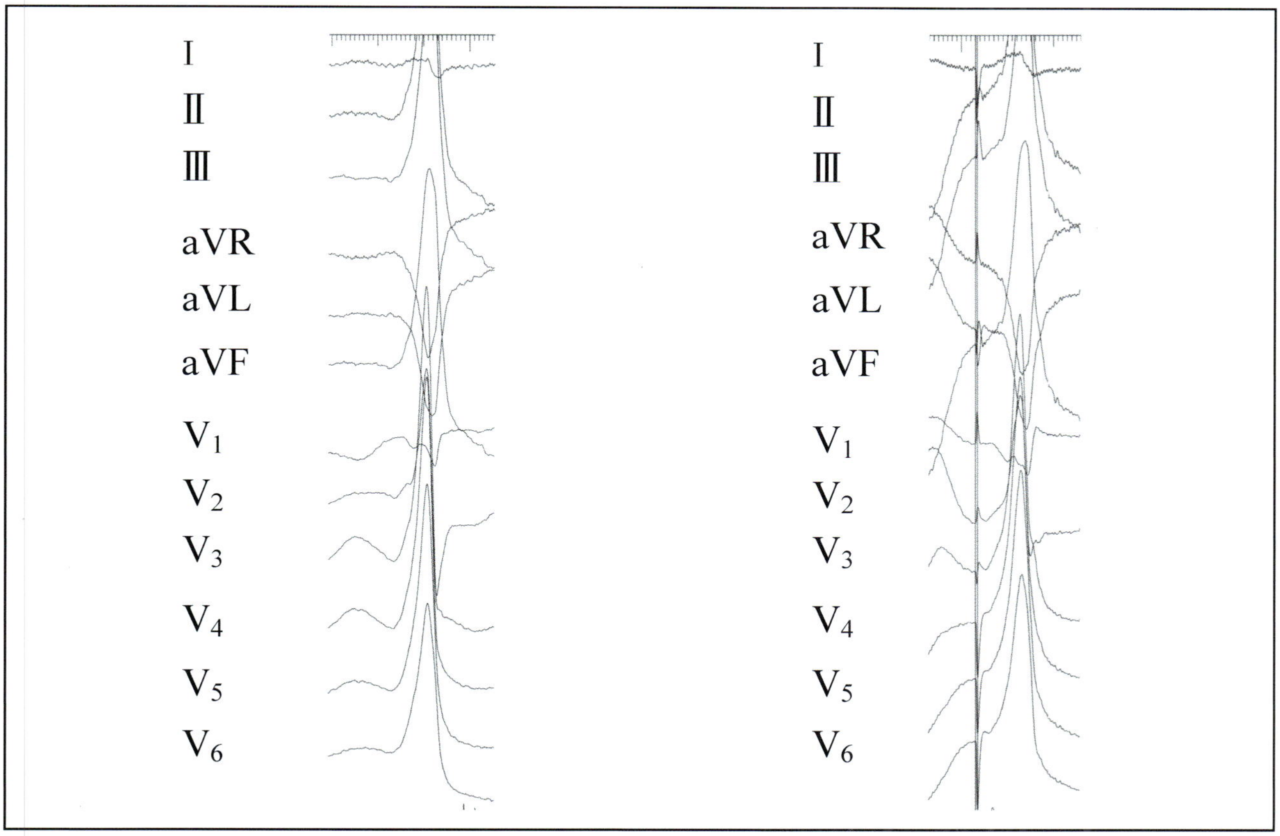

图 27.2 左图：左冠窦内心内电图形态；右图：起搏标测时的起搏形态与临床室早形态匹配

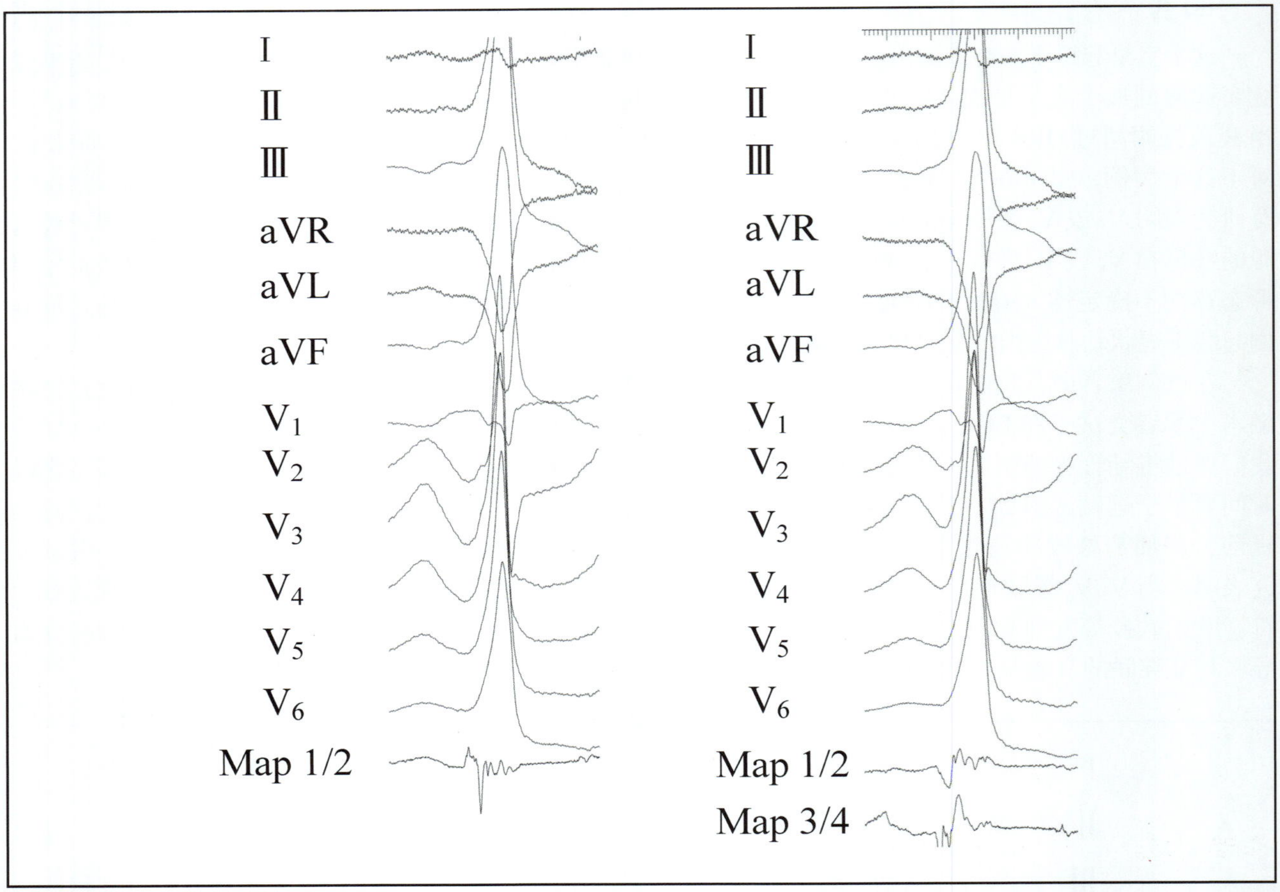

图 27.3 左图：LCC 记录到的电位；右图：左心室流出道记录到的电位

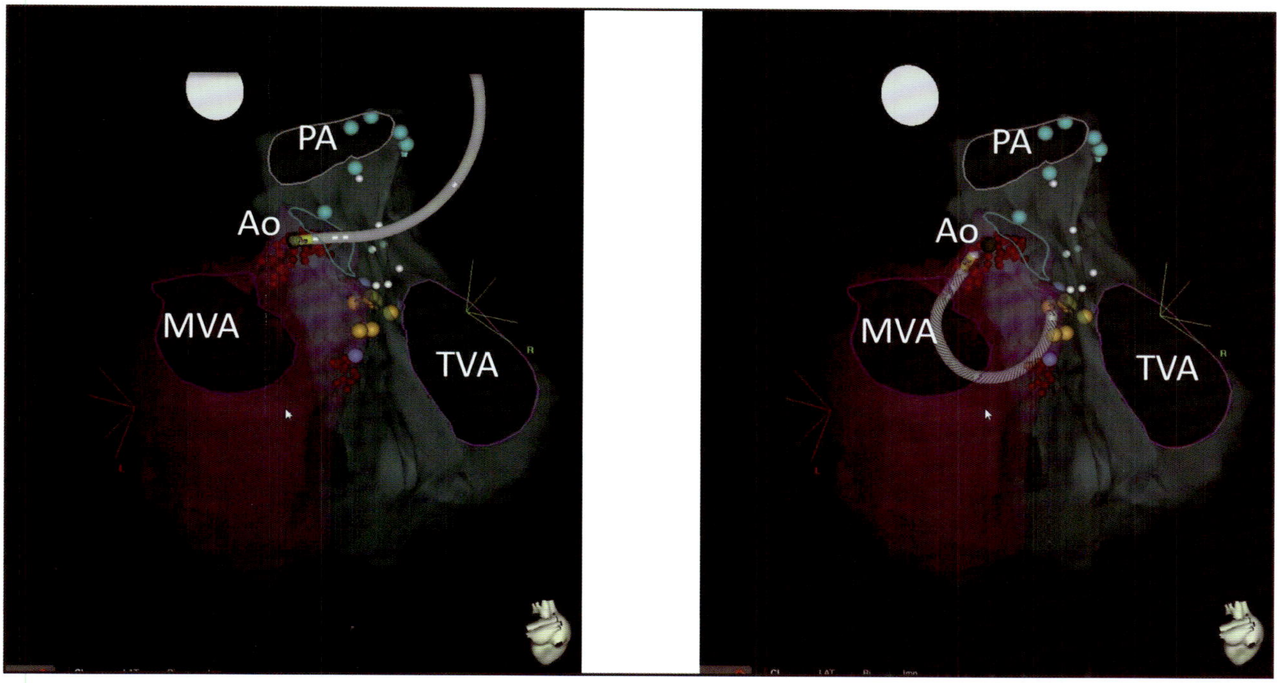

图 27.4 右心室（RV）和左心室（LV）的超声心动图三维重建的壳与电解剖标测的标测点相融合。左图：消融导管位于左冠窦内。二尖瓣环（MVA）、三尖瓣环（TVA）、主动脉瓣（Ao）和肺动脉（PA）在图中已标出

参考文献

1. Ouyang F, Fotuhi P, Ho SY, et al. Repetitive monomorphic ventricular tachycardia originating from the aortic sinus cusp: Electrocardiographic characterization for guiding catheter ablation. *J Am Coll Cardiol*. 2002;39:500–508.
2. Bala R, Garcia FC, Hutchinson MD, et al. Electrocardiographic and electrophysiologic features of ventricular arrhythmias originating from the right/left coronary cusp commissure. *Heart Rhythm*. 2010;7:312–322.
3. Yamada T, Yoshida N, Murakami Y, et al. Electrocardiographic characteristics of ventricular arrhythmias originating from the junction of the left and right coronary sinuses of valsalva in the aorta: The activation pattern as a rationale for the electrocardiographic characteristics. *Heart Rhythm*. 2008;5:184–192.
4. Hachiya H, Aonuma K, Yamauchi Y, et al. Electrocardiographic characteristics of left ventricular outflow tract tachycardia. *Pacing Clin Electrophysiol*. 2000;23:1930–1934.
5. Ouyang F, Mathew S, Wu S, et al. Ventricular arrhythmias arising from the left ventricular outflow tract below the aortic sinus cusps: Mapping and catheter ablation via transseptal approach and electrocardiographic characteristics. *Circ Arrhythm Electrophysiol*. 2014;7:445–455.

病例 28

临床病史

68 岁男性，因室速就诊，既往有缺血性心肌病（左前降支慢性闭塞）、充血性心力衰竭、肾功能不全、睡眠呼吸暂停以及慢性阻塞性肺疾病（COPD）。该患者有明显的心律失常病史，既往有持续性心房颤动，反复发作的室速且 ICD（CRT-D 系统）正确治疗。他的磁共振成像提示前壁及心尖部大范围瘢痕组织，左心室射血分数仅有 15%。

问题

12 导联心电图（图 28.1）示可诱发的室速，该室速起源于何处？

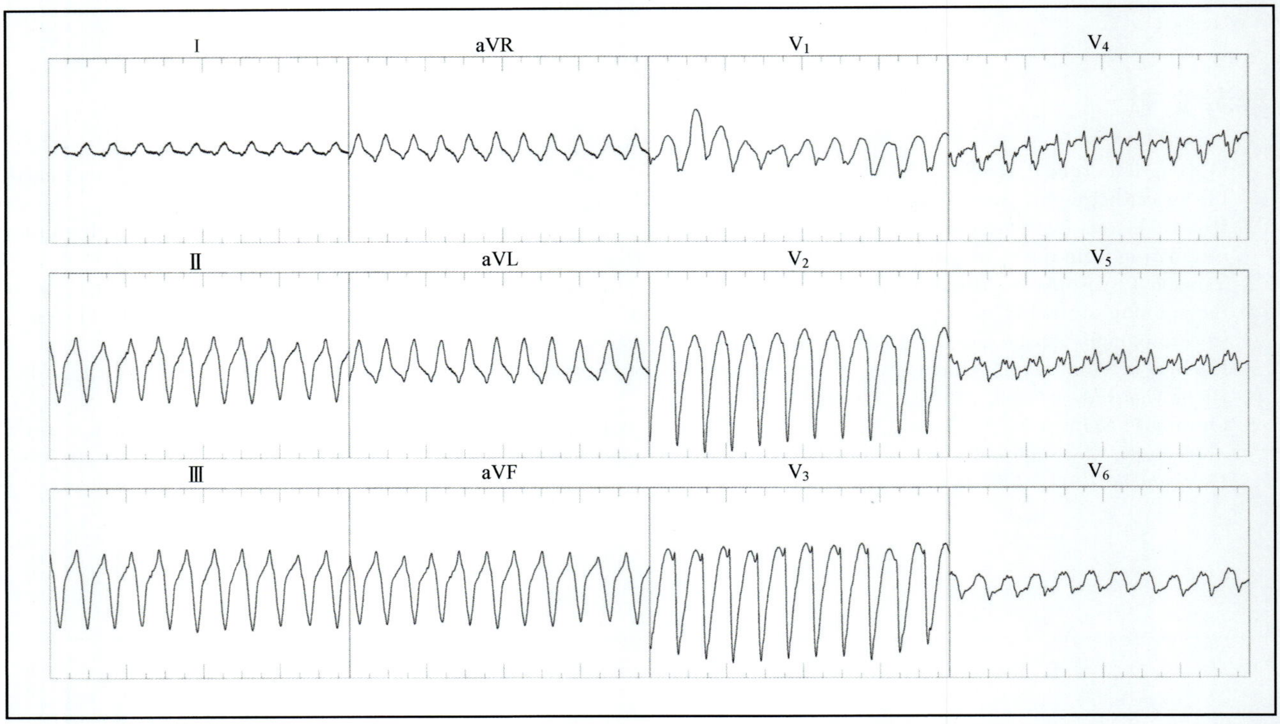

图 28.1 室速的 12 导联心电图

回答

该室速起源于高位室间隔的瘢痕组织。在心肌梗死后室速患者中，伴有左束支传导阻滞形态的室速大部分起源于室间隔。这类患者的瘢痕通常累及间隔部，如果能在室速发作时标测，一般能在左心室消融成功。如果患者无法耐受室速发作，比如这个病例，那可以通过起搏标测确定室速出口部位。这里患者最佳起搏部位位于右室间隔。当室速频率较快时，有时很难判断 QRS 波电轴，这例患者 QRS 波起始电轴向下，下壁导联起始部分均为正向波（QRS 波末端 S 波与 T 波融合，见图 28.2）。因为 QRS 波很宽，所以室速可能并不起源于间隔部。但这例患者间隔部存在大面积瘢痕，导致激动无法通过间隔正常激动左心室，导致左心室激动延迟。这也就解释了胸导联移行延迟现象。对于心肌梗死后左束支传导阻滞形态的室速患者，移行较晚并不能鉴别出口位于左心室还是右心室。既往有研究对比了右心室及左心室出口的室速，并没有发现特殊的心电图特点[1]。在心肌梗死后的室速患者中，相较于右心室不参与室速折返形成的患者，右室间隔参与室速形成的患者其 LVEF 更低，且多伴有前壁心肌梗死病史[1]。一半以上间隔心肌梗死的患者，能诱发室速的关键区域多位于其右室间隔部[1]。这类心肌梗死后患者的室速关键区域在右室间隔部表现为低电压区。如这例患者的低电压区位于右心室流出道高位部分，局部起搏形态符合临床室速形态，在该部位消融成功（图 28.3）。

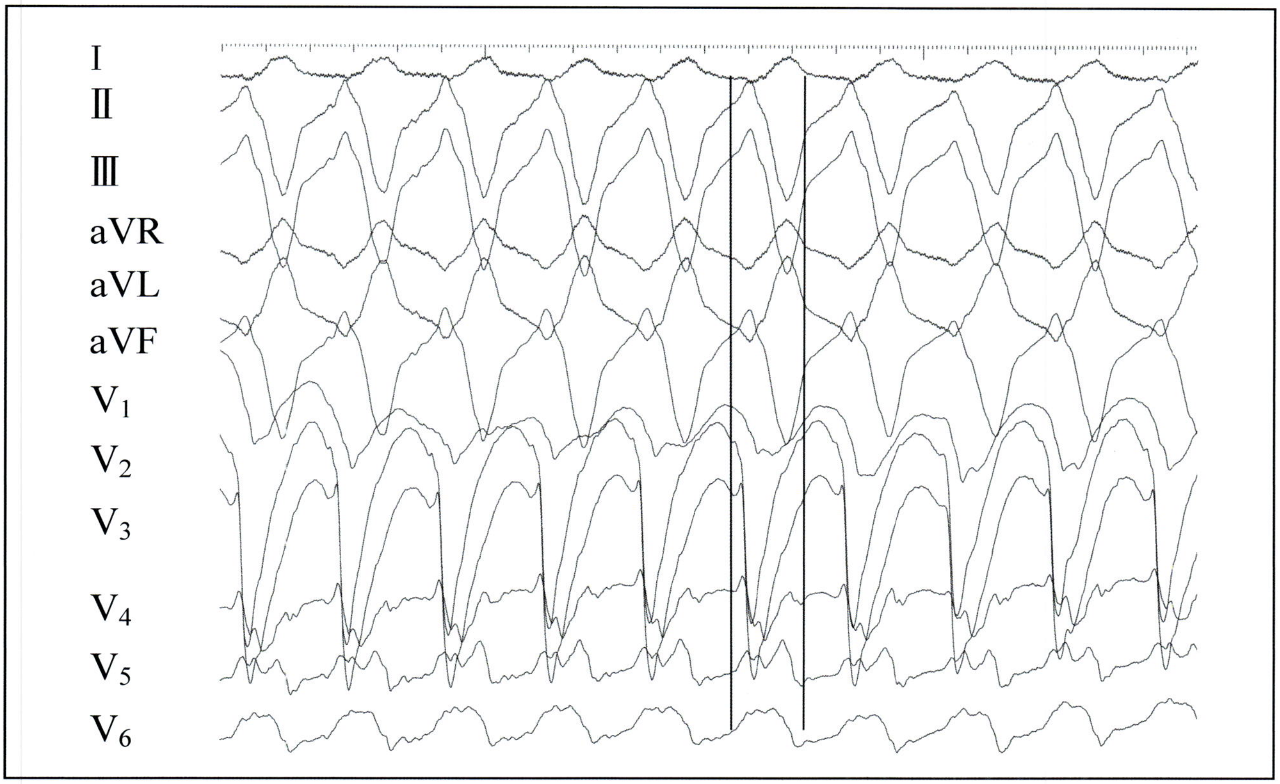

图 28.2 12 导联心电图呈现了同一时间不同导联的室速 QRS 波形态，两条直线划分了室速 QRS 波的起始和结束部分

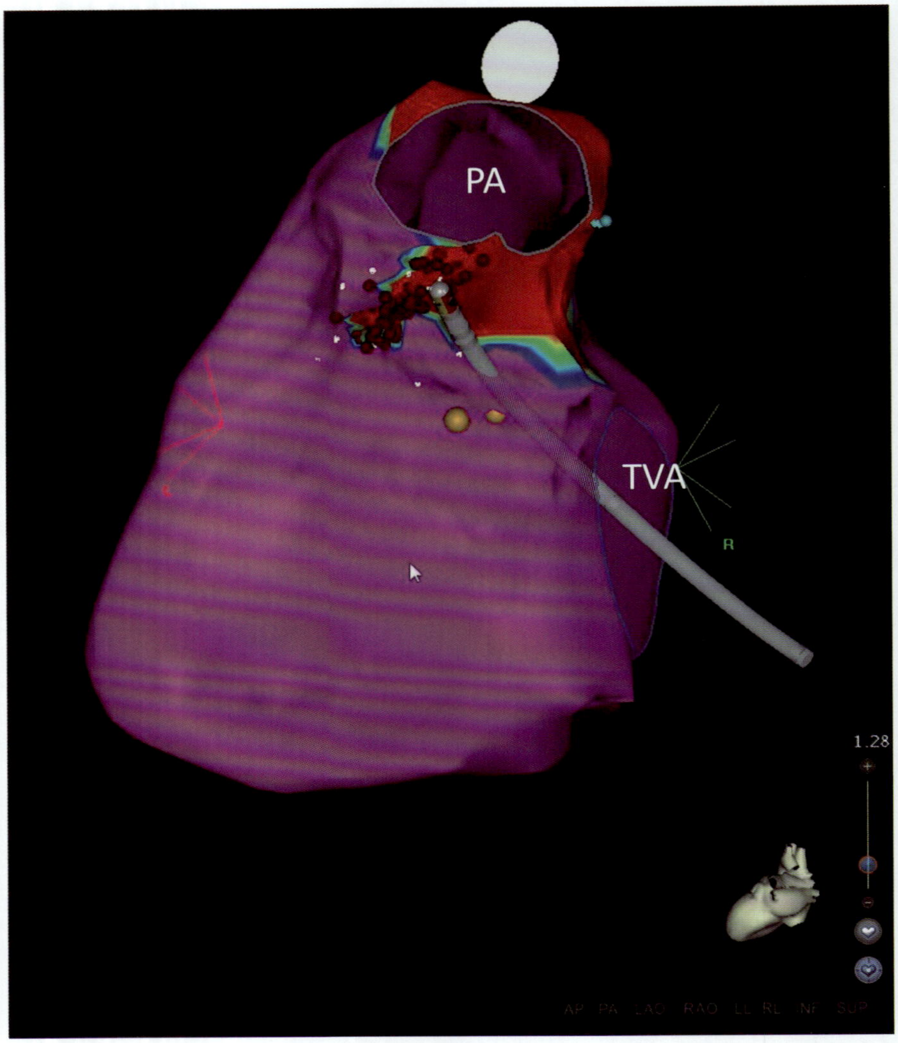

图 28.3 右心室的电解剖和双极电压标测图。消融导管紧贴于低电压区，该部位起搏标测最佳。在左心室术者并没有找到起搏标测匹配的部位。肺动脉（PA）及三尖瓣环（TVA）在图中标出

参考文献

1. Yokokawa M, Good E, Crawford T, et al. Value of right ventricular mapping in patients with postinfarction ventricular tachycardia. *Heart Rhythm*. 2012;9:938–942.

病例 29

临床病史

53 岁女性，因频发症状性室早就诊，室早负荷 26%。该患者既往消融失败。LVEF 60%。她有二叶式主动脉瓣伴轻度主动脉瓣狭窄。

问题

图 29.1 中室早起源于何处？

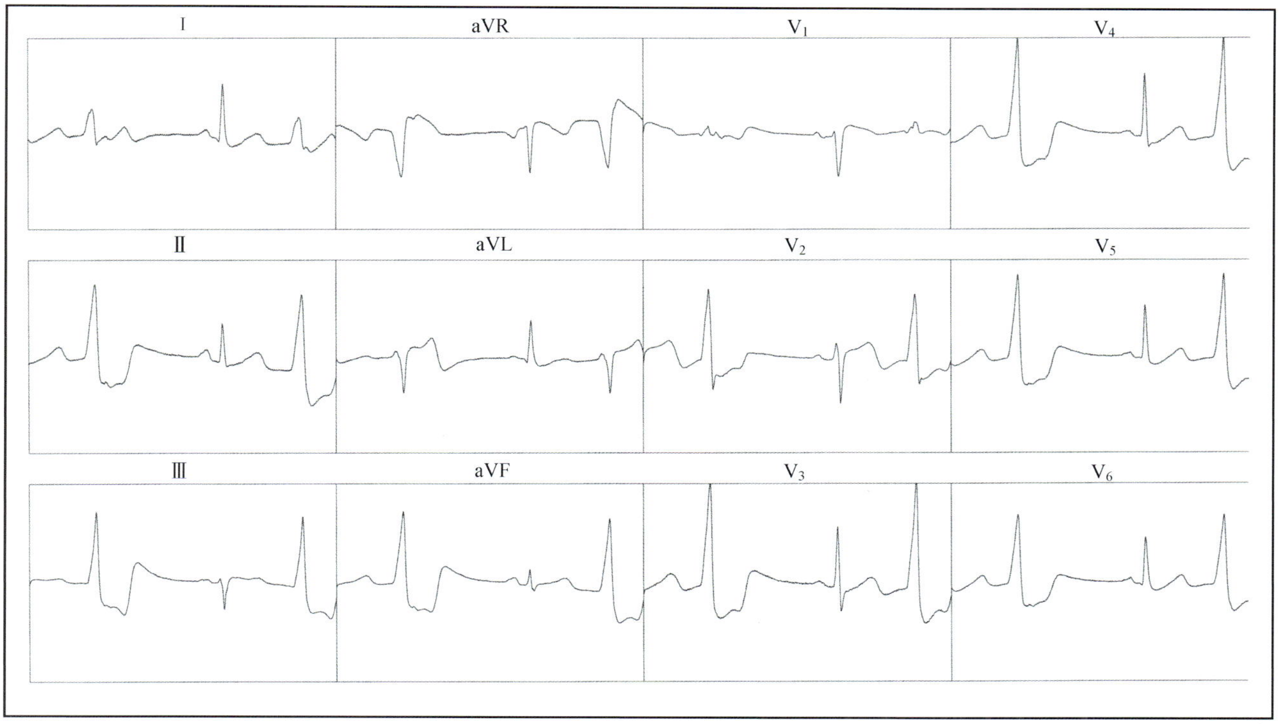

图 29.1 12 导联心电图呈室早二联律表现

回答

对于这个二叶式主动脉瓣患者，室早起源于主动脉窦的前叶和后叶联合部。该患者既往曾行 3 次射频消融术，但均失败。心电图表现为移行区≤V_3 导联、宽大 R 波（V_1 或 V_2 导联＞50%QRS 波振幅）和 V_1 或 V_2 导联 R/S 比值大于 30%[1]，这些特点提示室早起源于窦内。V_1 或 V_2 导联 QS 或 QR 形态提示室早起源于窦联合部[2-3]。其 aVL 导联的 Q 波振幅要小于 aVR 导联，因此室早更倾向起源于瓣上而非瓣下[4]。在主动脉窦联合部消融，室早能一过性消失，但随后又恢复。在最早激动部位我们发现一个提前激动的小电位（图 29.2 箭头），但起搏标测形态与临床室早并不完全一致，这提示间隔深部起源。因此我们又在右心室流出道的对应位置进行标测，最佳靶点距原靶点 5 mm，在该部位无法行起搏标测，但于该部位消融后（图 29.3 和图 29.4）室早永久性消失。

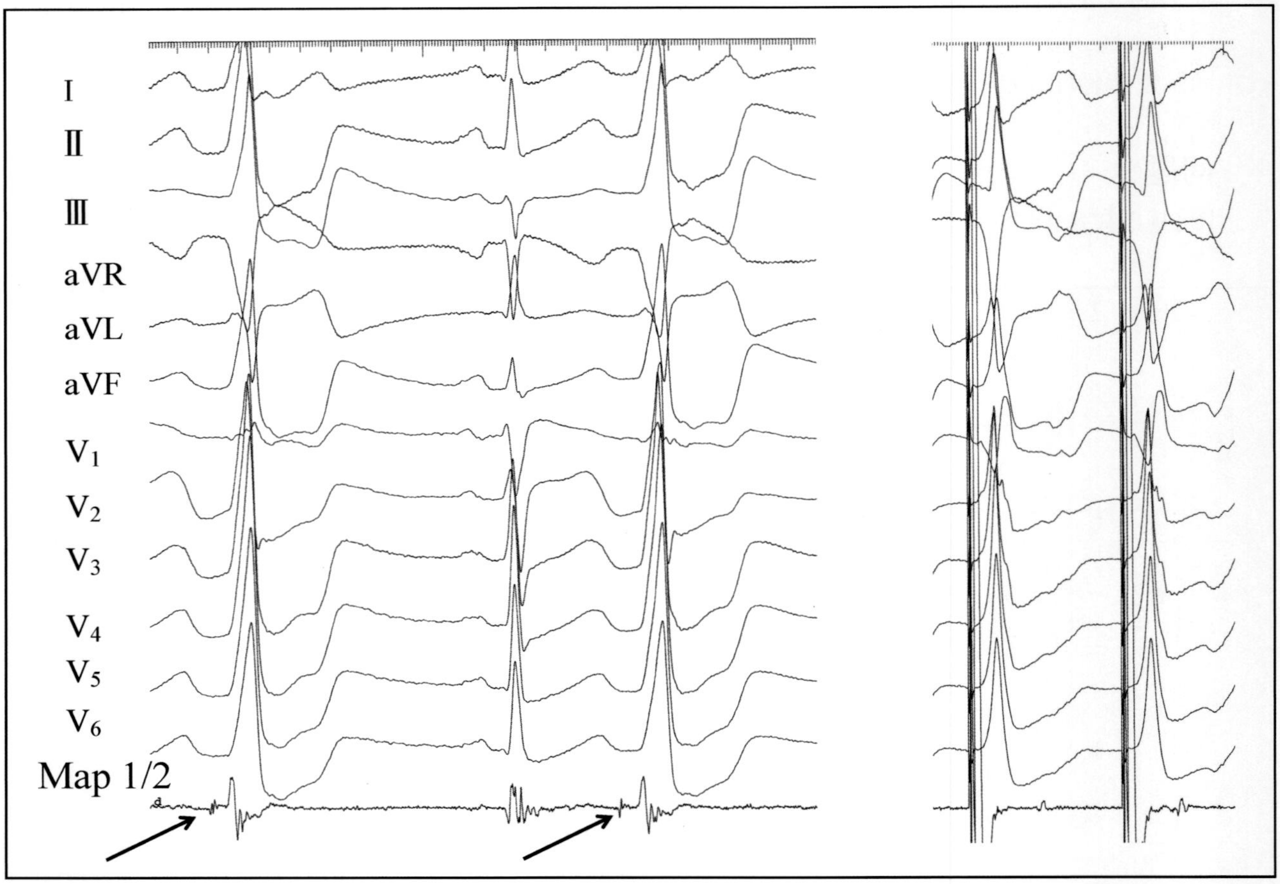

图 29.2 左图：消融导管在主动脉前窦和后窦交界处记录到最早激动电位。右图：在局部有提前小电位的部位行起搏标测，起搏形态与临床室早形态不匹配

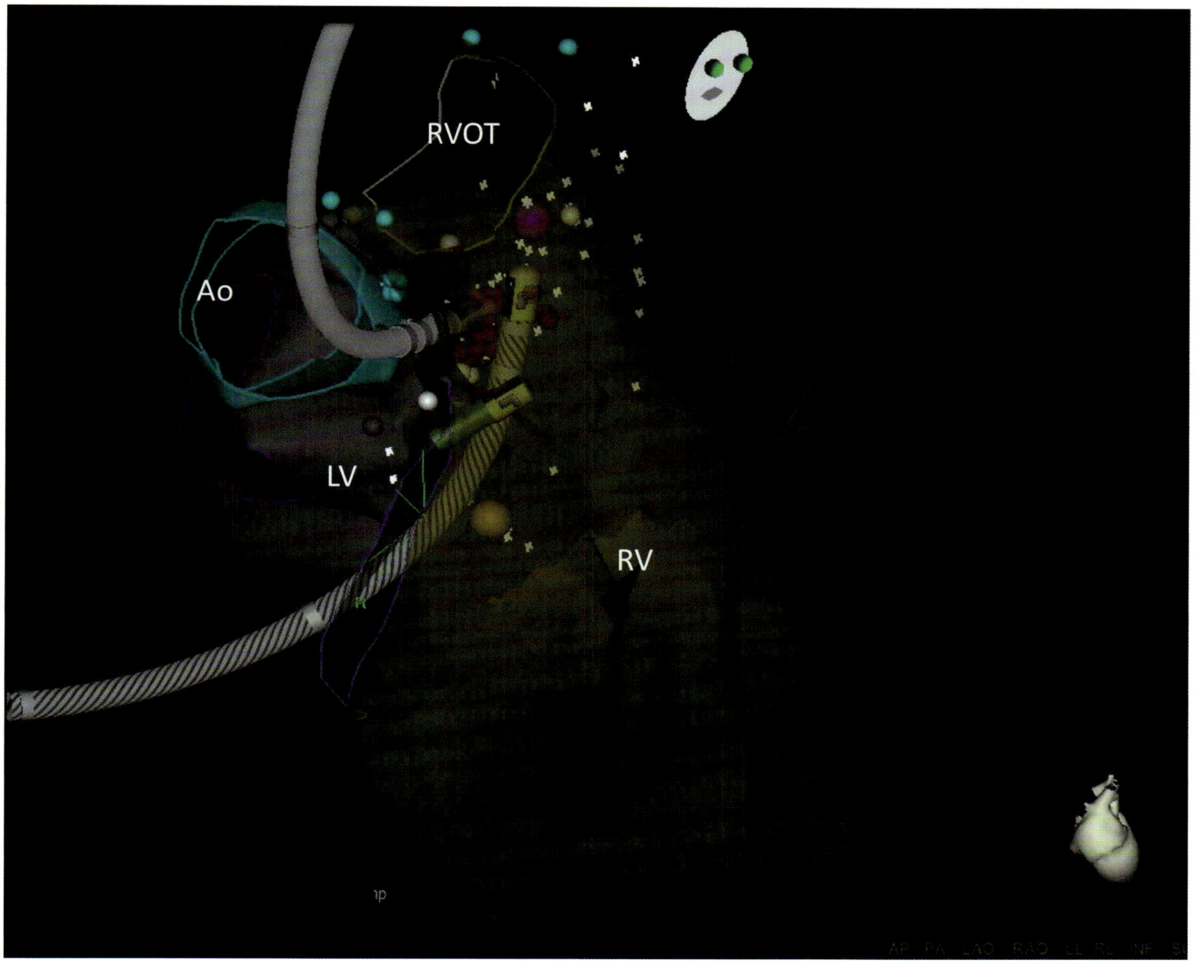

图 29.3　左心室（LV）、右心室（RV）和主动脉瓣（Ao）的三维解剖图。消融导管位于主动脉窦内，右心室流出道（RVOT）内的消融靶点也在图中标出

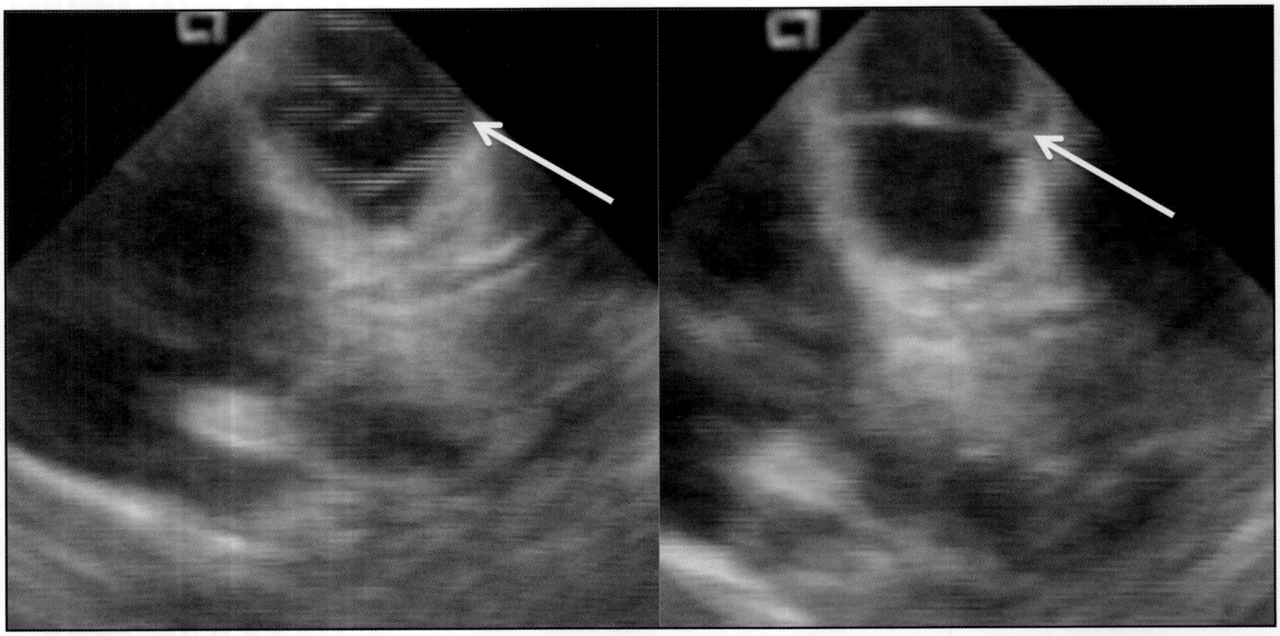

图 29.4 左图：二叶式主动脉瓣呈开放状态。右图：二叶式主动脉瓣呈关闭状态。白色箭头示前窦和后窦联合部的激动最早部位

参考文献

1. Ouyang F, Fotuhi P, Ho SY, et al. Repetitive monomorphic ventricular tachycardia originating from the aortic sinus cusp: Electrocardiographic characterization for guiding catheter ablation. *J Am Coll Cardiol.* 2002;39:500–508.
2. Bala R, Garcia FC, Hutchinson MD, et al. Electrocardiographic and electrophysiologic features of ventricular arrhythmias originating from the right/left coronary cusp commissure. *Heart Rhythm.* 2010;7:312–322.
3. Yamada T, Yoshida N, Murakami Y, et al. Electrocardiographic characteristics of ventricular arrhythmias originating from the junction of the left and right coronary sinuses of valsalva in the aorta: The activation pattern as a rationale for the electrocardiographic characteristics. *Heart Rhythm.* 2008;5:184–192.
4. Ouyang F, Mathew S, Wu S, et al. Ventricular arrhythmias arising from the left ventricular outflow tract below the aortic sinus cusps: Mapping and catheter ablation via transseptal approach and electrocardiographic characteristics. *Circ Arrhythm Electrophysiol.* 2014;7:445–455.

病例 30

临床病史

63 岁男性，频发无症状性室早。LVEF 35%。他的心脏 MRI 表现为中层延迟强化。该患者有持续性心房颤动，但心室率控制良好，此次入院拟行射频消融治疗。

问题

图 30.1 的室早起源于何处？

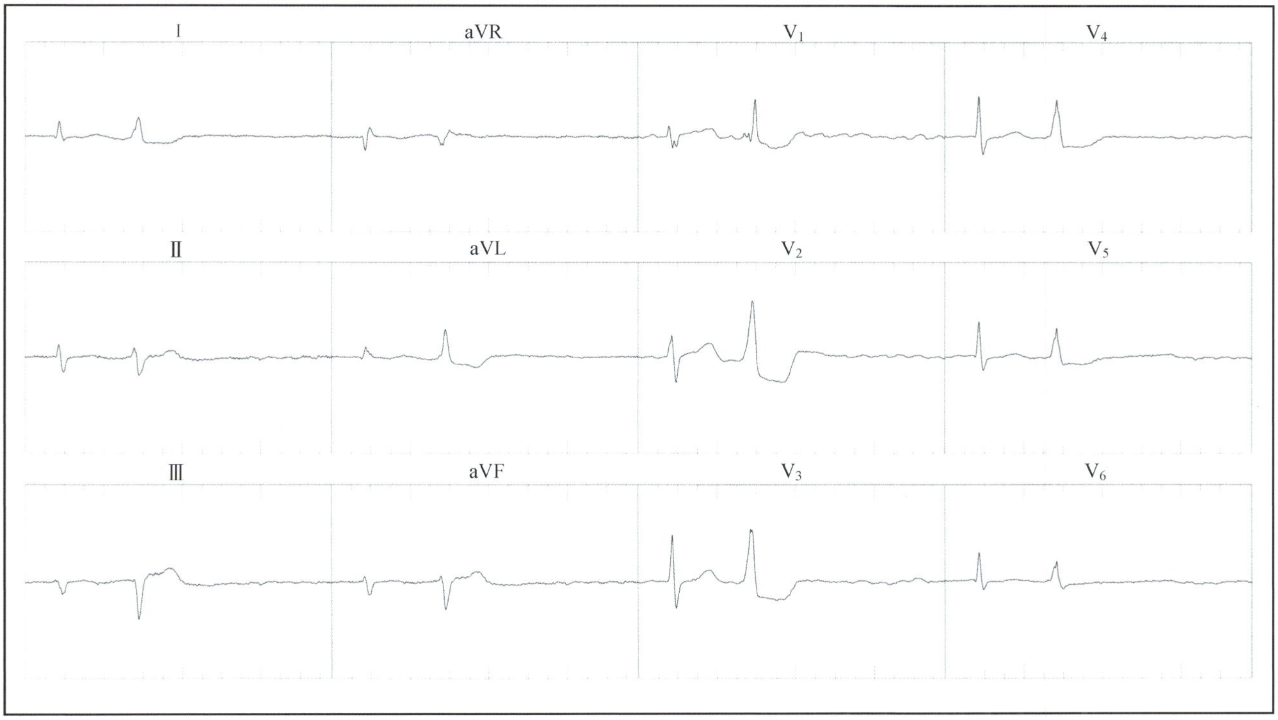

图 30.1 室早的 12 导联心电图形态

回答

室早起源于希氏束下方 1 cm 的左心室下后间隔部。心电图胸前导联全为正向波提示心室基底部起源。电轴方向向上提示下壁起源。同时这个室早 QRS 波较窄，提示间隔起源。起源部位激动提前 45 ms，起搏形态与临床室早一致（图 30.2）。室早起源部位与希氏束距离较远，局部消融不会损伤房室结传导功能（图 30.3）。要注意的是二尖瓣环下后壁起源的室早并不一定表现为胸前导联全部正向波，因此需要与乳头肌起源室早鉴别，后者的胸前导联移行一般在 V_3/V_4 导联。

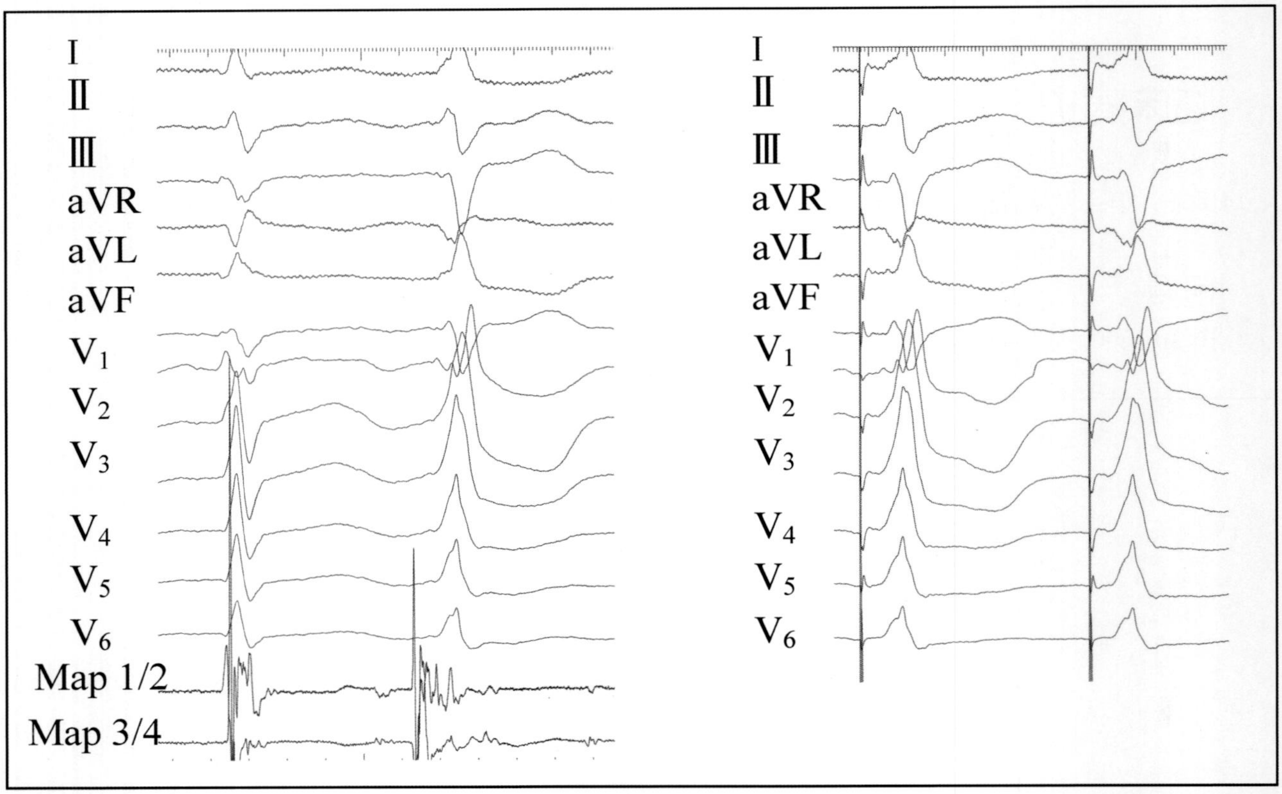

图 30.2 左图：室早最早激动部位的电位形态，局部提前 45 ms。右图：在此部位起搏标测形态一致

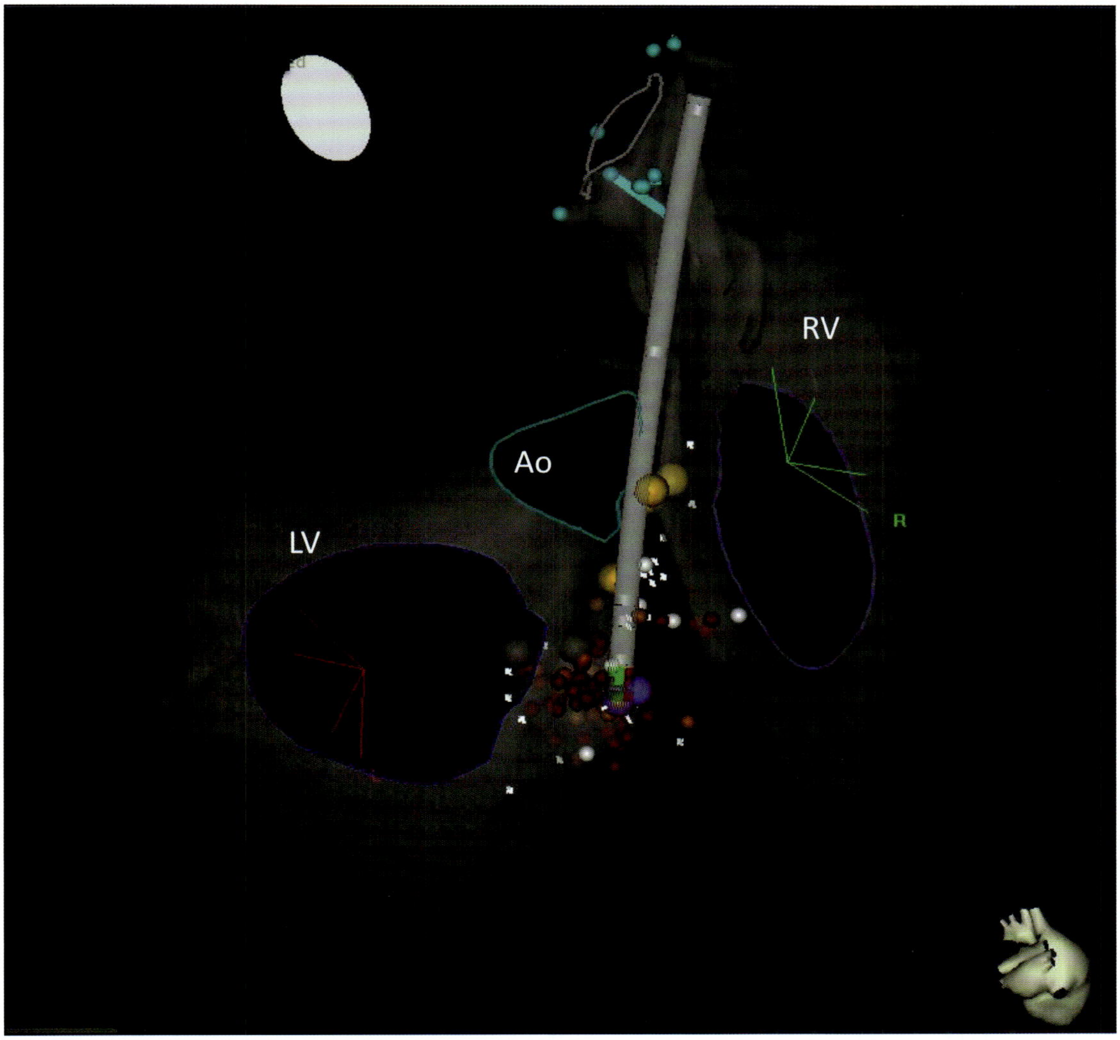

图 30.3 左心室（LV）和右心室（RV）三维解剖重建图。消融导管穿过主动脉瓣（Ao）位于室早起源部位，在希氏束下方 1 cm（橘黄色点）

（庞 暘 译 凌天佑 校）

附 录

病例 1：起源于前二尖瓣环的室早
病例 2：起源于三尖瓣环后间隔区域的室早
病例 3：起源于前外侧乳头肌的室早
病例 4：起源于右心室流出道前壁的室速
病例 5：束支折返性室速
病例 6：起源于二尖瓣环前壁的室速
病例 7：起源于三尖瓣环下侧的室速
病例 8：起源于前间隔侧右心室流出道的室速
病例 9：起源于肺动脉的室早
病例 10：起源于左后分支的室速
病例 11：起源于左后分支区域瘢痕组织内的室速
病例 12：起源于右心室低位间隔心外膜侧的室速
病例 13：起源于右束支和希氏束旁区域的室早
病例 14：起源于间隔肌壁内的室早
病例 15：起源于肌壁内瘢痕的室速
病例 16：起源于右心室基底下部间隔偏心外膜侧（心脏的房室交叉部）的室早
病例 17：起源于间隔肌壁内的室速
病例 18：起源于梗死后瘢痕的室速
病例 19：起源于右心室流出道和右 / 左主动脉窦联合部之间肌壁内的室早
病例 20：起源于肌壁内瘢痕的室早
病例 21：起源于左心室前基底部心外膜侧的室早
病例 22：起源于左右冠窦联合部的室早
病例 23：起源于左心室前心尖部的成对室早
病例 24：起源于慢径路区域的室早
病例 25：起源于肌壁内区域的室早
病例 26：起源于右心室流出道间隔部的室速
病例 27：起源于左心室流出道的室早
病例 28：起源于室间隔的室速
病例 29：起源于前后主动脉窦联合部的室早
病例 30：起源于希氏束下方左心室流出道的室早

（谢运　译　凌天佑　校）